龙砂医学丛书 医案篇

沈芊绿医案

清·沈金鳌 著

张丰聪 校注

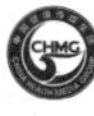

中国健康传媒集团
中国医药科技出版社

内 容 提 要

《沈芊绿医案》，清代沈金鳌著。本书载沈金鳌治疗寒热、风温、瘰疬、痰饮、经漏崩带、胎前、产后、幼科等内科、外科、妇科及儿科验案，凡 547 案，后附单方 4 首。本书真实反映了沈氏医学思想及临床经验，具有独到的学术价值。

图书在版编目（CIP）数据

沈芊绿医案 /（清）沈金鳌著；张丰聪校注 .— 北京：中国医药科技出版社，2019.5

（龙砂医学丛书）

ISBN 978-7-5214-0884-3

Ⅰ . ①沈… Ⅱ . ①沈… ②张… Ⅲ . ①医案－汇编－中国－清代 Ⅳ . ① R249.49

中国版本图书馆 CIP 数据核字（2019）第 039943 号

美术编辑 陈君杞

版式设计 也 在

出版 **中国健康传媒集团** | 中国医药科技出版社

地址 北京市海淀区文慧园北路甲 22 号

邮编 100082

电话 发行：010－62227427 邮购：010－62236938

网址 www.cmstp.com

规格 710 × 1000mm 1/16

印张 6 1/2

字数 70 千字

版次 2019 年 5 月第 1 版

印次 2020 年 3 月第 2 次印刷

印刷 三河市万龙印装有限公司

经销 全国各地新华书店

书号 ISBN 978-7-5214-0884-3

定价 28.00 元

无锡市龙砂医学流派研究所创立

中华医药 博大精邃
流派纷呈 各具优势
锡澄毗邻 钟灵毓秀
龙砂医派 杏苑崛起
经方膏方 五运六氣
岐黄薪代 懿欤盛哉

九六叟朱良春谨贺 癸巳秋

国医大师　无锡市龙砂医学流派研究所终身名誉所长　朱良春　题词

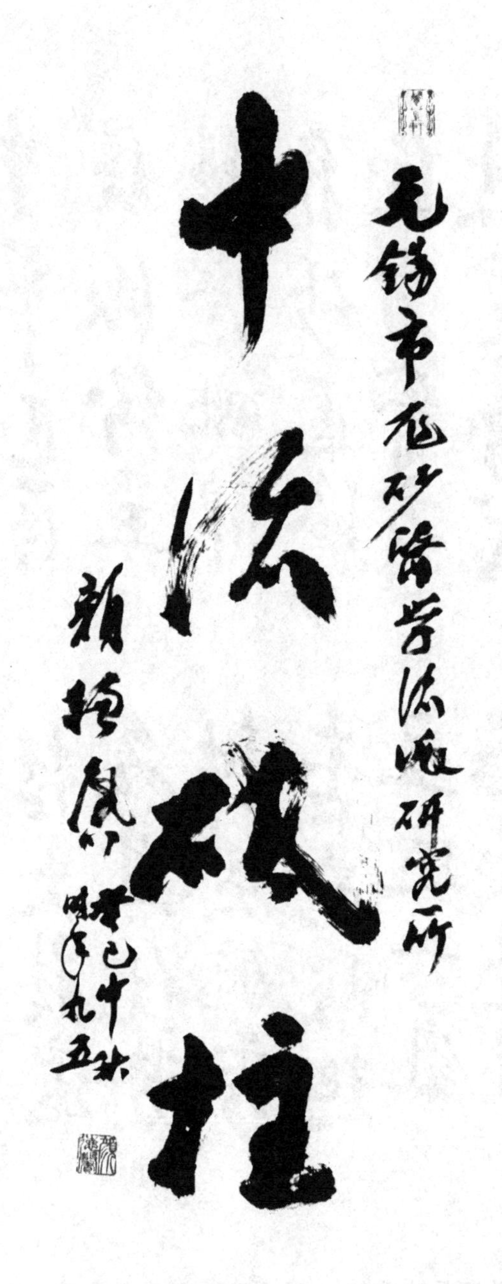

国医大师　无锡市龙砂医学流派研究所终身名誉所长　颜德馨　题词

《龙砂医学丛书》
编委会

陈　序

在中医药学几千年发展的历史长河中，形成了很多流派，学术上，他们各具特色，我主张对各医学流派应不存偏见，博采众长。近年来，国家中医药管理局对中医学术流派的发展很重视，在2012年确立的首批中医学术流派传承工作室建设项目中就有发源于无锡江阴的龙砂医学。

江苏无锡自古文风昌盛，历代贤达辈出，中医氛围浓厚。基于元代著名学者陆文圭奠定文化基础，经明、清两代医家的积累，在苏南地区形成了这样一个有较大影响的学术流派，姜礼、王旭高、柳宝诒、张聿青、曹颖甫、承淡安等著名医家都是其中的代表性人物。更可喜的是，近十年来，龙砂医学的传承与发展工作做得卓有成效，龙砂医学诊疗方法已被确立为江苏省传统医药类非物质文化遗产代表性项目，在全国的影响力越来越大。

这个流派中的医家有一个很重要的学术特色，就是重视《黄帝内经》五运六气学说的研究与应用。20世纪50年代，我初学中医，听蒲辅周老先生结合临床实际讲解吴鞠通《温病条辨》和王孟英《温热经纬》，他非常细腻地讲解历时久远的"运气学说"，讲述五运主病和六气为病。当时因为我刚从西医转而初学中医，听了并不能很好理解。年岁大了，临床医疗经验多了，现在回想，季节寒暑昼夜等对人体及疾病的影响，体现了"天人相应"的道理。这门学说值得进一步深入研究。

中医药学作为我国优秀传统文化中具有原创性的医学科学，越来越受到世界关注。中医药值得“像宝库金矿一样去挖掘”，并需要结合现代科学技术方法继承和创新。比如，20 世纪 80 年代，我们发现清宫医案中蕴藏着巨大的学术价值，于是我们埋头苦干，查了 3 万多件档案，在其中发掘了大量有价值的文献，这些理论知识和临床经验对现代中医临床仍有积极影响。

传统中医学是古而不老，旧而常新，永远富有生命力的。继承发展中医药精髓、提高临床疗效，要厚古不薄今，温故且知新。

不同学术流派在中医药大的框架下形成一源多流、百家争鸣、百花齐放、精彩纷呈的学术生态，对于丰富临床诊疗手段、促进中医人才培养，具有重要价值。裘沛然先生曾说过：“中医学术流派是医学理论产生的土壤和发展的动力，也是医学理论传播及人才培养的摇篮。”

今有无锡市龙砂医学流派研究所同道，编辑出版《龙砂医学丛书》，致力于将该地域独具特色的龙砂医学流派学术精华与特色技艺进行发掘整理与推广，这是对龙砂医学活态传承的重要举措，更是打造无锡中医文化品牌的标识性工作，是一件十分有意义的事，书稿既成，邀我作序，书此数语，以表祝贺！

中国科学院院士

国医大师

2019 年 1 月 20 日

夏　序

中医学术流派是中医学在长期历史发展过程中形成的具有独特学术思想或学术主张及独到临床诊疗技艺的学术派别。发源于我的家乡江阴华士地区的龙砂医派就是中医学术流派中的翘楚。龙砂医派，自宋末元初，绵延数百年，传承至今，医家众多，医著丰富，学术特色鲜明。

学派中学术是灵魂，中国古人讲，人的一生要立德、立功、立言，学术正是这“三立”的根本，可以说，我一生都是为了中医学术的发展，我把中医学术视作我的生命。

龙砂医学流派的一个重要学术特色就是重视五运六气学说的临床运用。运气学说是中医学比较高层次的理论问题，它是一门气象气候医学，虽然重在预测疾病，但更重要的是应用于临床治疗上所取得的效果，搞清楚了这门学说，我们可以提升中医治病、保健和预防疾病，特别是治未病的水平，有很重要的价值，我希望大家能很好地学习，以使中医发扬光大，更重要的是为全国人民、为世界人民的健康做出更大的贡献。

龙砂医学流派的运气学说，还有其自身特点。首先，掌握和运用该学说的医家形成群体，蔚然成风，卓然成派；另外，他们在深耕理论的同时，尤其注重临床实践，将理论与临床有机结合起来；再有，他们秉承实事求是的学风，灵活运用运气，王旭高先生就说过“执司天以求治，而其失在隘；舍司天以求治，而其失在浮”。所以我在给龙砂医学流派相关活动的题词中就明确提出过“龙砂运气学”这个说法。

锡澄比邻，历史上这一带医家之间相互交流颇多。很多江阴医家到无锡城行医，或者两地医家之间有交叉师承关系。譬如，张聿青的学生有江阴吴文涵；我的启蒙老师夏奕钧先生是著名的朱氏伤寒的代表医家朱莘农的弟子，而朱氏晚年悬壶无锡，并和他的兄长朱少鸿一样对沈金鳌的《沈氏尊生书》多有青睐。我们讲流派，除了学术外，还要流动，也就是有一定的辐射度。

2013年，无锡市龙砂医学流派研究所成立，聘请我担任高级学术顾问，这些年他们在非遗挖掘、学术整理、技艺传承、流派推广等方面做了很多卓有成效的工作，尤其是顾植山教授在全国各地传播龙砂运气学说，黄煌教授致力于经方的教学普及推广与国际传播。

顾植山教授牵头成立了中华中医药学会五运六气研究专家协作组、世界中医药学会联合会五运六气专业委员会，两个学术组织的秘书处都挂靠在研究所，每年开展的学术活动精彩纷呈，还在中国中医药报上开设了“五运六气临床应用”专栏，颇获好评，很多人都慕名找他拜师学艺。前面讲到了龙砂医学流派的非遗特色，现在很多非遗都只能成为历史，而龙砂医学流派实现了活态传承。

为了更好地把龙砂医学第一手文献资料保存下来，这几年，龙砂医学流派研究所克服人手不足等困难，经过广泛调研，基本将历代龙砂医家有价值的著作、医案等梳理清晰，进而编撰了本套《龙砂医学丛书》，这是一件十分有意义的事，也是一项大工程！首批出版的14本古籍，很多与五运六气有关，更有一些抄本、孤本。这些资料的汇集，将便于大家更好地学习、利用古人的经验。书稿完成，邀我作序，我欣然应允，谨书以上，以表祝贺，并向各位读者推荐阅读！

近期他们又积极准备将龙砂医学流派研究所升级为无锡市龙砂医学流派研究院，这对于龙砂医学流派的传承发展具有重要的意义，我建议将来条件成熟还可以申请成立江苏省龙砂医学研究院。我坚信现代龙砂医家一定能在前辈医家的基础上，做得更好、更出色。

桐花万里丹山路，雏凤清于老凤声！

乐为之序！

国医大师

2019年1月28日于金陵

前　言

无锡古称梁溪、金匮，简称锡；江阴古称暨阳、澄江，简称澄。自宋代凿通锡澄运河后，两地交通便捷，商贾交往频繁，故多锡澄联称。无锡、江阴均是苏南古城，一处太湖之北，一踞长江之南，自古文风昌盛，历代名医辈出。发源于锡澄地区的龙砂医学，肇起于宋元，隆盛于清乾嘉时期，再兴于清末民国至今，为苏南地区中医学的一个重要流派。

龙砂之名，缘江阴华士（旧称华墅）地区有白龙山和砂山两座山脉，合称龙砂。唐人杜审言在华士写有《重九日宴江阴》诗："蟋蟀期归晚，茱萸节候新……龙沙（砂）即此地，旧俗坐为邻。"清人王家枚有以龙砂命名的书稿《龙砂志略》《龙砂诗存》。近贤承淡安先生也曾在他的日记中记载："亚非国家会议，下月将开幕。我国代表团已组成，钱惪亦为团员之一，我龙砂之光。"因承淡安和钱惪均为华士人，故称"龙砂之光"。

清代乾隆年间华士名医姜大镛辑有《龙砂医案》一书，说明龙砂医学之名，由来已久；光绪初年苏州医家姜成之集有《龙砂八家医案》，可见龙砂医学业已闻名于当时的医学中心苏州。

龙砂医学由宋末元初著名学者陆文圭奠定医学文化基础。陆氏精通经史百家及天文、地理、律历、医药、算数等古代科学、医学与人文学，被《元史》定评为学界的"东南宗师"。宋亡以后，陆文圭在江阴城东龙山脚下的华士镇专心致力于包括中医学在内的文化教育事业50余年，培养了大批文化及医学人才（仅华士一镇，南宋至清末，能查考到的进士即有50人之多），为龙砂文化区的形成发展和龙砂医学的产生起到了重要的奠基作用。

太极河洛思想和五运六气为宋代两大显学，张仲景的伤寒学也于北宋时期成为经典。宋代的这些学术特色经过陆文圭的传承阐扬，深刻影响了龙砂地区的医家，形成龙砂医学流派学术思想的核心。

陆文圭之后，龙砂地区名医辈出，如元代晚期出了名医吕逸人，明代嘉靖年间有名医吕夔与其孙吕应钟、吕应阳“一门三御医”等。至清代形成了以华士为中心和源头并不断向周边扩大，乃至影响全国的龙砂医学流派名医群体。清·嘉庆元年（1796年）著名学者孔广居在《天叙姜公传》中描述：“华墅在邑东五十里，龙、砂两山屏障于后，泰清一水襟带于前，其山川之秀，代产良医，迄今大江南北延医者，都于华墅。”这生动形象地勾勒出了龙砂医学当时的盛况。前面提及的《龙砂八家医案》中就辑录了乾隆、嘉庆年间戚云门、王钟岳、贡一帆、孙御千、戚金泉、叶德培、姜学山、姜恒斋、姜宇瞻九家医案。华士医家群体中，以姜氏世医最为著名。从二世姜礼、三世姜学山、四世姜健到五世姜大镛，一百余年间，“名噪大江南北，数百里间求治者踵相接”。

清代中晚期至民国时期，随着锡澄地区经济文化的繁荣发达，龙砂医学再次崛起，涌现了一大批新的著名医家，其中柳宝诒对近现代龙砂医学的薪火相继作用突出；吴达、张聿青、曹颖甫、薛文元、朱少鸿、承淡安等则进军上海、南京，为江南乃至全国中医的繁荣做出了贡献。

2012年3月，龙砂医学由国家中医药管理局作为试点率先启动中医学术流派传承工作，并于同年11月被国家中医药管理局正式确定为全国首批64家中医学术流派传承工作室建设项目之一。

中医流派有地域性流派和学术性流派之分。地域性流派主要指地域性医家群体；学术性流派（亦称学派）则应具有独特学术思想或学术主张及独到临床诊疗技艺，有清晰的学术传承脉络和一定的历史影响。龙砂医学流派兼有地域性流派和学术性流派特点。

从地域性流派论，龙砂医学又有狭义与广义之分。狭义是指历史上的华士地区（地域龙砂），广义上则包括无锡、江阴、宜兴等环太湖文化区。如宋代名医许叔微（1079～1154年），晚年隐居无锡太湖之滨的“梅梁小隐”长达十年，在锡澄医界颇有名望，陆文圭曾有诗云：“江左知名许叔微，公来示之衡气机。天下呻吟尚未息，公持肘后将安归。”可见陆氏对许氏的推崇。许氏是经方派创始人之一，对伤寒经方的推广应用贡献巨大，近来我们在研究许叔微的多部著作的过程中，更发现了他对《黄帝内经》运气学说的活用。可以认为，许叔微对龙砂医学学术思想的形成有一定影响，所以从地域性流派概念以及龙砂医学学术内涵的角度，本丛书也收录了许叔微的部分著作。

在地域中又包括无锡地区许多医学世家，如“吕氏世医”“姜氏世医”“朱氏伤寒”“黄氏喉科”“尤氏喉科”“吴氏喉科”“章氏外科”“邓氏内外科”“曹氏儿科”等，他们世代相袭，形成家族链，一脉相承。

从地域流派的角度看，龙砂医学流派具有如下四方面的特色和传统。

第一，重视经典研究与应用。《黄帝内经》五运六气方面，如宋代许叔微，明代徐吾元、吕夔，清代吴达、薛福辰、高思敬对于运气的论述，清代戴思谦、缪问、黄堂对运气思维的应用和发挥，均有特色。《伤寒论》方面，许叔微的《百证歌》《发微论》《九十论》，奠定了其在伤寒学术领域的地位，被后世尊为经方派的代表。沈金鳌的《伤寒论纲目》阐发精当中肯，为锡澄地区医家所推崇。柳宝诒将《伤寒论》六经用于在温病临床上，提出“伏邪温病说”，强调伤寒温病为病不同，而六经之见证相同、用药不同，六经之立法相同。龙砂姜氏、王旭高、曹颖甫、朱少鸿、朱莘农的经方应用，对后世影响深远。尤其以曹颖甫为代表，他在上海期间，“用经方取效者十常八九”（《经方实验录·自序》），他倡导经方，谓“仲师之法，今古咸宜”。宜兴人法文淦对伤寒研究颇深，《光宣宜荆县志》载其治病如神，著有《伤寒详解》，弟子门人得其绪余，时称“法派”。同是宜兴人的余景和得柯韵伯《伤寒论翼》抄本，加注而成《余注伤寒论翼》，书中着重注释六经病解及六经方解，通俗易懂，颇有流传。

第二，重视教学与传承。陆文圭是历史上著名的教育家，影响所及，形成龙砂医家注重传承教学的传统。如江阴柳宝诒从北京回江阴后，广收门徒，弟子逾百，其中金兰升、邓养初、薛文元等均为近世名家；无锡汪艺香门生甚多，锡地中医界有“汪党”之称；无锡张聿青门人也达百人，周小农、邵正蒙、吴文涵等名医均出其门下；江阴朱少鸿、朱莘农兄弟两人培养了许履和、顾履庄、仰汉初、邢鹂江、夏奕钧、曹永康、汪朋梅等一批名医。

从民国到新中国成立初期，龙砂医家在中医教育方面的贡献尤为突出。民国时期曹颖甫、薛文元、郭柏良、章巨膺分别担任上海最主要的三大中医学校——上海中医专门学校、上海中国医学院、上海新中国医学院的教务长和院长，执掌三校的教务工作。薛文元是柳宝诒嫡传弟子，上海市国医公会和全国医药团体总联合会的发起创办人之一，1931 年冬，上海中国医学院创办未久，濒临倒闭，薛文元受上海国医公会委派出任院长，挽狂澜于既倒，励精图治，使中国医学院的办学规模和师资力量等都超过当时其他中医学校，因而有“国医最高学府”之誉。1936 年 9 月薛文元辞职后，江阴籍名医、时任副院长的郭柏良继任院长至 1940 年 1 月。在薛文元、郭柏良任院长期间，中国医学院培养的学生成为著名医家的有朱良春、颜德馨、梁乃津、何志雄、陆芷青、董漱六、江育仁、程士德、蔡小苏、谷振声、庞泮池等。

柳宝诒的再传弟子章巨膺，1933年襄助恽铁樵举办中医函授事务所，主持教务，并主编《铁樵医学月刊》，恽铁樵去世后，乃独任其事；后受聘新中国医学院任教务长，新中国成立后任上海第一中医进修班副主任；1956年与程门雪等受命筹建上海中医学院，任教务长。章巨膺一生从事中医教育事业，主要弟子有何任、王玉润、周仲瑛、钱伯文、凌耀星等。

无锡人时逸人受业于同邑名医汪允恭，1928年在上海创设江左国医讲习所，并受聘于上海中医专门学校、中国医学院等校任教。1929年任山西中医改进研究会常务理事，返沪后与施今墨、张赞臣、俞慎初等创办复兴中医专科学校。抗战胜利后，先后在南京创办首都中医院、中医专修班等，并在江苏省中医进修学校高级师资培训班任教。1955年秋调至中国中医研究院，任西苑医院内科主任。他一生热心中医教育，培养了大批中医人才，弟子众多，桃李盈门。

承淡安于1928年开始在苏州、无锡等地开办针灸教育研究机构，抗战期间到四川仍坚持办学，20年间培养学生逾万，遍布海内外。弟子赵尔康、邱茂良、谢锡亮、陈应龙、曾天治、陆善仲、孔昭遐、留章杰等均为针灸名家。

20世纪50年代，锡澄地区一大批名医参与现代中医高校的创建。承淡安于1954年出任江苏省中医进修学校（南京中医药大学前身）校长，该校师资班为全国各中医院校输送了大批优秀师资，被誉为中医界的“黄埔军校”，单被选派去北京的就有董建华、程莘农、王玉川、王绵之、颜正华、印会河、程士德、刘弼臣、杨甲三、孔光一等，为北京中医学院的创办和发展起到了重要作用。国医大师周仲瑛、张灿玾、班秀文等也都毕业于该校办的师资班。邹云翔、马泽人、许履和、夏桂成、邹燕勤、徐福松等参与了南京中医学院及江苏省中医院的创建。这些锡澄医家的努力，为复兴和发扬中医学做出了积极的贡献。

在传承教学中，龙砂医家重视医案的撰写和整理。宋代许叔微的《伤寒九十论》就是九十个案例。柳宝诒的《柳选四家医案》是课徒的教本，影响极大。柳宝诒医案、王旭高医案、张聿青医案、周小农医案、朱少鸿医案、朱敬鸿医案、邓养初医案、邓星伯医案、许履和外科医案等，都是龙砂医学的精品。今人黄煌编写的《医案助读》是一本医案阅读研究的专著，对现代高等中医教育开展传统医案教学做了有益的探索，传承了龙砂医家的传统。

第三，临床多有独到和创新见解。如姜氏写《风痨臌膈四大证治》，集四大证治之精粹；柳宝诒以六经辨伏气温病，创助阴托邪法；张聿青于湿温善用流气化湿法，妙用温胆汤；沈金鳌发挥“肾间动气”说，开腹诊之先；高秉钧所著《疡科心得集》，用温病学说解释指导疡科治疗，被尊为中医外科三大派之一“心得派”的开派人物；朱莘农于“夹阴伤寒”心得独到，善用桂枝汤及其加味方，其“脐腹诊”则受沈金鳌启发而又有创新；起源于清乾隆年间的黄氏喉科，善用“吹药”，传承至今已逾十代，2012 年被国家中医药管理局确立为首批 64 家中医学术流派之一，祖传秘方“黄氏响声丸”蜚声海内；无锡杜氏金针、章氏外科、盛巷曹氏儿科，宜兴汤氏肝科，江阴吴氏喉科，都以临床疗效博得民众的好评和爱戴。

第四，办学结社，编辑刊物。承淡安创办中国最早的针灸学研究社，并扩建为中国针灸讲习所，又创办中国历史上最早的针灸刊物——《针灸杂志》。他开创的针灸函授，先后培养学员 3000 多人，分校遍及南方各省、香港和东南亚地区，是现代复兴针灸的第一人。为弘扬中医学术，锡澄中医热衷办刊办学。无锡沈奉江于 1922 年组织无锡中医友谊会，翌年创办《医钟》。张聿青弟子吴玉纯编辑《常熟医药会月刊》，时逸人主编《复兴中医》，朱殿、邹云翔主编《光华医药杂志》，章巨膺主编《铁樵医学月刊》等。此外，丁福保、周小农等还编辑出版了大量中医古籍。

从地域影响来看，龙砂医家与同属于南直隶或江南省的吴门医家、孟河医家乃至新安医家之间关系密切，并多有合作。如民国时期孟河名医丁甘仁在上海创办中医专门学校，特聘龙砂医家曹颖甫为教务长，长期主持该校教务；新中国成立初期承淡安创办南京中医药大学的前身江苏中医进修学校，也多有吴门和孟河医家参与。互相交流渗透方面，如龙砂医家缪问晚年定居苏州传道，叶天士《临证指南医案》由无锡医家华云岫等编辑加按而成，无锡邓星伯在家学基础上复受业于孟河马培之，常熟金兰升则为江阴柳宝诒弟子，马泽人源于孟河而行医于江阴、南京，上海石氏伤科源自无锡，宜兴余景和从学于孟河费兰泉等。一些新安名家也曾行医于龙砂，如孙一奎在宜兴行医并有《宜兴治验》医案传世。

从学术性流派的角度，我们总结提炼了龙砂医学三大主要学术特色。

第一，重视研究和善于运用《黄帝内经》的运气学说。从现有研究成果可知，龙砂医学延绵数百年，医家众多，虽学术风格不尽一致，但对五运六气理论的重视是其鲜明特色，且著述颇多。明代《无锡金匮县志》载徐吾元“论运气颇精博”；戴思谦寓居无锡，得人授以五运六气、十二经络之秘，后栖居小五湖之石塘山，为人治病，沉疴立起；道光《江阴县志》载明代江阴人吕夔著有《运气发挥》。清代缪问注姜健所传《三因司天方》，吴达《医学求是》有“运气应病说”专论，薛福辰著《素问运气图说》，高思敬在《高憩云外科全书十种》中著有《运气指掌》等。龙砂医家尤为重视运气学说在临床的应用，善用“三因司天方”治疗各种内伤外感疾病是龙砂医家的独门绝技，姜氏世医第四代姜健（字体乾）是杰出代表。

有些医家虽无运气专著，但在其他论著中也常可看到运气思想的身影。如柳宝诒据运气原理阐发伏邪理论；曹颖甫在晚年所作《经方实验录》序言中专门讲述了他十六岁时亲见龙砂名医赵云泉用运气理论治愈其父严重腹泻几死的经历，注释《伤寒论》时亦专取精于运气学说的名家张志聪和黄元御之说；承淡安著有《子午流注针法》，又让其女承为奋翻译了日本医家冈本为竹用日语所作的《运气论奥谚解》；章巨膺于1960年发表《宋以来医学流派和五运六气之关系》一文，用五运六气观点解释了各家学说的产生；邹云翔先生强调“不讲五运六气学说，就是不了解祖国医学”等。

龙砂医家重视五运六气的流派特色，在当代医家中尤为突出。国医大师夏桂成为现代龙砂医家的杰出代表，夏老注重五运六气理论在妇科临床的运用，认为“作为中医师中的一员，应遵从古训，学习和掌握运气学说，推导病变，预测疾病，论治未病”。

第二，重视《伤寒论》经方，特别是注重“方—药—人”体质辨识经方和六经理论指导经方的研究与应用。重视经方的传承和运用是龙砂医学流派又一重要的学术特色。宋代许叔微著有《伤寒百证歌》《伤寒发微论》《伤寒九十论》，奠定了其在伤寒学术领域的地位，被后世尊为经方派的代表之一。徐彬曾有“古来伤寒之圣，唯张仲景，其能推尊仲景而发明者，唯许叔微为最”之语。沈金鳌《伤寒六经主症》一书论述六经病提纲的主证主脉，以“标本中气”论述犯禁后的变证及治疗，特色鲜明，后辑入《伤寒论纲目》。王旭高提倡经方类方研究，王氏是程门雪先生生前最为推崇的医家，程氏所著《伤寒论歌诀》一书多处引用王氏观点。柳宝诒主张“寒温统一”“六经辨证”。张聿青既承袭经方之方与法，紧扣病机，巧用经方，异病同治，又取经方之法而不泥其方，病症互参，扩大经方的运用范围。

另据《江苏历代医人志》及无锡地方史志记载，明代吕大韶著《伤寒辨证》，清代钱维镛著《伤寒秘笈续集》，高日震著《伤寒要旨》，华文灿著《伤寒五法辨论》，吴廷桂著《伤寒析义》，王殿标著《伤寒拟论》《金匮管窥》，张孝培撰《伤寒论类疏》，这些书都具有较大价值，如清人汪琥评价张孝培《伤寒论类疏》“其注仲景书能独出己见，而不蹈袭诸家之说”，惜乎很多散佚或未刊。

第三，基于肾命理论运用膏方奉生治未病。运用膏滋方调体养生是以环太湖龙砂文化区为中心的江浙沪地区民俗，《龙砂八家医案》中即有运用膏滋的脉案；《张聿青医案》中撰有“膏方”一卷；柳宝诒撰有《柳致和堂丸散膏丹释义》一书，目前柳氏致和堂的“膏滋药制作技艺”已入选第三批国家级非物质文化遗产扩展项目名录。

龙砂膏方具有“民俗原创、重在养生治未病”“培补命门元阳，顺应‘冬至一阳生’”“注重阴阳互根，阴中求阳”“结合五运六气，必先岁气抓先机”“注重熬膏技艺，工艺精良”等五大优势特色。已故无锡市龙砂医学流派研究所终身名誉所长、首届国医大师颜德馨曾为龙砂膏方题词“固本清源，一人一方，适时进补，勿违天和”。正宗龙砂膏方，药材道地，炮制得法，用药精准，工艺纯和；成膏锃亮鉴影，油润如玉，柔韧若脂。

为进一步推动龙砂医学流派学术传承，无锡市政府于2013年正式批准成立无锡市龙砂医学流派研究所，国医大师朱良春与颜德馨共同出任终身名誉所长。朱老为研究所成立题词：“中华医药，博大精深，流派纷呈，各具优势，锡澄毗邻，钟灵毓秀，龙砂医派，杏苑崛起，经方膏方，五运六气，岐黄万代，懿欤盛哉。”短短48字，凝练了龙砂医学的地域属性、产生的文化土壤以及主要学术特点，阐明了龙砂医学流派的活态传承现状和美好发展前景。

近年来，无锡市龙砂医学流派研究所本着一种责任感、使命感，围绕文献整理、特色技艺、学术推广、人才培养、科普宣传等方面，对龙砂医学进行全面深入系统的挖掘整理，初显成效。无锡市龙砂医学流派研究所一项重点工作就是对龙砂医学的非物质文化遗产特性进行梳理提炼，2014 年成功申报无锡市非物质文化遗产项目并获批准，2016 年龙砂医学诊疗方法（JS Ⅷ –22）（传统医药类）再次入选江苏省第四批省级非物质文化遗产代表性项目。

龙砂医学的“非遗”属性有一个鲜明的特点就是形成了活态传承，目前龙砂医学流派有顾植山与黄煌两位代表性传承人，他们承前启后，继往开来。顾植山对运气学说多有默运，深入阐发了运气学说中三阴三阳开阖枢、“三年化疫”“伏燥论”“七损八益”及《伤寒论》中的“六经欲解时”等重要理论，发掘推广了“三因司天方”的临床应用，在国家科技重大专项疫病预测预警课题方面的研究成绩卓著，引起了学界对中医运气学说的重视，并牵头成立了中华中医药学会五运六气研究专家协作组和世界中医药学会联合会五运六气专业委员会，成为当前全国五运六气研究方面的领军人物。

黄煌以经方的方证与药证为研究重点，用现代医学的语言对经方的传统方证进行破译，并结合自己的临床实践与研究，开创性地提出了以“方—病—人”为中心的“方证相应”学说和“方人药人”学说（经方体质学说），并在方证的规范化、客观化上作出了初步的尝试，致力于经方的教学普及推广与国际传播，在南京中医药大学成立了国际经方学院并担任院长，主持全球最大的公益性经方学术网站“经方医学论坛”，享誉海内外。

中医学术流派在中医药这个大框架下形成一源多流，百家争鸣，百花齐放的学术生态。这对于丰富临床诊疗手段、促进中医人才培养都具有重要价值。历代龙砂医家在行医济世的同时，勤于著述，编纂有五运六气、经方、本草、妇科、杂病等著作多部，为后人留下一笔宝贵的财富。

随着龙砂医学研究的深入和影响力逐步扩大，为了进一步做好学术流派的传承，促进中医学术进步，整理锡澄地区医学史料的工作提上了议事日程。2015 年底由无锡市龙砂医学流派研究所牵头，经过调研寻访，对锡澄地区医家著作先作初步摸底，经过论证后，决定编写出版一套《龙砂医学丛书》。本套丛书采取一次设计，分步出版，以辑为主，以写为辅的原则，注重史料性，以时代为纲，内容为目，分册编辑，独立成书。

《龙砂医学丛书》拟收录出版的著作有《三因司天方》《运气证治歌诀》《子午流注针法》《素问运气图说》《运气指掌》《伤寒论纲目》《柳致和堂丸散膏丹释义》《龙砂八家医案》《龙砂姜氏医案》《惜余医案》《倚云轩医案医话医论》《沈芊绿医案》《黄氏纪效新书》《女医杂言》《伤寒九十论》《伤寒经解》《伤寒发微》《金匮发微》《经方实验录》《伤寒论新注》《夹阴伤寒》《伤寒阴阳表里传变愈解》《余注伤寒论翼》《温热逢源》《杂病源流犀烛》《妇科玉尺》《保产要旨》《风痨臌膈四大证治》《推拿捷径》《尤氏喉科》《本草简明图说》《本草经解要》《过氏医案》《王旭高医案》《柳选四家医案》《曹颖甫先生医案》《高氏医案》《吴东旸医案》《汪艺香医案》《张聿青医案》《邓星伯医案》《余听鸿医案》《周小农医案》等著作。这些著作初步分为运气、经方、膏方、医案等系列，他们中有很多已经过多次刊刻翻印，流传甚广，也有的是抄本、孤本，由于种种原因被束之高阁，迫切需要抢救性将其整理出版。

《龙砂医学丛书》的整理出版是一个系统工程，颇耗精力，且短时间不易出成果，但对于一门学术的研究，文献整理工作又是一项重要的基础性工作，《龙砂医学丛书》在编撰过程中有幸得到中国中医科学院、南京中医药大学、山东中医药大学、安徽中医药大学、云南中医药大学多位同道的帮助，中国医药科技出版社鼎力支持。书稿既成，又承蒙中国书法家协会原主席、著名书法家沈鹏先生题写书名，中国中医科学院首席研究员陈可冀院士与江苏省中医院夏桂成教授两位国医大师分别赐序勉励，令《龙砂医学丛书》增色很多，更是对我们的鼓励。在此一并表示衷心的感谢！

《孟子》有言："虽有智慧，不如乘势，虽有镃基，不如待时。"习近平强调："中医药学凝聚着深邃的哲学智慧和中华民族几千年的健康养生理念及其实践经验，是中国古代科学的瑰宝，也是打开中华文明宝库的钥匙。深入研究和科学总结中医药学对丰富世界医学事业、推进生命科学研究具有积极意义。"当前，中医药振兴发展迎来天时、地利、人和的大好时机，龙砂医学流派在中医药学的传承创新发展中负有特殊历史使命，我们将倍加努力，不忘初心，继续前行，把龙砂医学继承好、发展好、利用好，以更好地为人民群众健康服务！

由于学术水平有限，书稿整理中难免存在不足之处，希望专家、读者不吝赐教，以期日臻完善。

《龙砂医学丛书》编委会

无锡市龙砂医学流派研究所

校注说明

1. 全书文字繁体竖排，改为简体横排，加现代标点。

2. 因书改横排，原书表示前后文义的方位词“右”径改为“上”。

3. 底本中的异体字、古今字、通假字均改为现代通行字体，酌情出校。典故以及部分专业术语出注释之。对底本中字形属一般笔画之误，如属日、曰混淆，己、巳、已不分者，径改，不出注。

4. 底本若有衍字、脱字、讹字等，据校本加以改正，出校予以说明。底本无误，校本有误，一律不改，亦不出注。底本与校本文字互有出入，而文意皆通，或意可两存者，以底本为准，并出注。

5. 对难字、生僻字加以注音和解释。凡需注释的字词多次出现时，于首见处出注。

6. 药物名称按现代通用之法律正，如“山查”改为“山楂”，“硃砂”改为“朱砂”，“连乔”改为“连翘”，“铃羊”改为“羚羊角”，“牛旁子”改为“牛蒡子”，“射香”改为“麝香”，“瓜娄”改为瓜蒌，“川山甲”改为“穿山甲”，“兔丝子”改为“菟丝子”，等等，不出注。书中如术、芪等单字药名，为保留著作原貌，不作改动。对于有地方处方书写特色的药物名称，保留原貌，如“嫩双钩”“上绵芪”，不便于理解者，出注予以说明。

7. 若底本中原有眉批者，加注置于相应位置。

8. 底本引用他书文献，多有删节及改动，故底本与他校本文字不同时，凡不失原意，皆不改动，以保存原书风貌；出入较大时，出注说明之；错讹者，改正之，并出注。

9. 原书中有重合内容者，为保持原貌，不予删减。校本有，底本无，存疑内容，无其他校本者，收于附录。

10. 对目录与正文标题不一致的，以正文标题为主，参考目录标题。对目录与正文顺序不一致的，以正文为准，重置目录顺序。对目录脱漏正文篇章的，在目录中补上。

11. 书中插图以原书插图重新绘制，有图注者，繁体改为简体，阅读顺序仍从右至左，不予改动。

12. 各分册中遇到的具体情况，在各册校后记中予以补充说明。

目录

寒　热

潮热脉数，由于阴虚。

青蒿梗　丹皮　川石斛　白茯苓　陈皮　谷芽

脉弦细，营血久虚，阴亏发热。

制首乌　茯神　酸枣仁　当归身　白芍　阿胶　陈皮　炙甘草

阴虚，五心烦热，脉小弱。

大生地　丹皮　茯苓　山药　地骨皮　麦冬

阴虚寒热，大便溏泄，色白脉微，恐成虚怯。

野於术　山药　白芍　茯苓　炒归身　建莲肉　陈皮

色黄脉虚，发热畏寒，恐成童痨，**当归建中汤**加茯苓。

当归　黄芪　芍药　桂枝　甘草　饴糖　姜　枣

阳维为病，苦寒热，宜以辛甘和阳，**当归建中汤**。

跌仆而始，发为寒热，每至三月受伤之时则发，此是瘀积。

二原生地　归尾　桃仁　赤芍　淮牛膝　炙甘草

风　温

湿痰之作盛，冬令风温，发热汗出，咳而溏泄，拟治肺胃。

杏仁　桑白皮　连翘心　桔梗　川厚朴　半夏曲　茯苓块　橘红

风温咳嗽而热。

大豆黄卷 杏仁 连翘心 茯苓 桔梗 半夏曲 橘红 枇杷叶

风温咳嗽。

川贝母 杏仁 桑叶 茯苓 南沙参 玉竹 连翘

风温，发热而咳。

杏仁（泥） 桑叶 玉竹 川贝母 连翘 桔梗 陈皮 天花粉

风温发热，咳嗽声嘶，火郁于上。

杏仁 桑叶（经霜者佳） 连翘心 川贝母 射干 桔梗 生甘草

脉右数左虚，阴亏之体，触受风温，咳嗽龈肿。

甜杏仁 茯苓 连翘心 川贝母 枇杷叶 桑叶 南沙参 金石斛

咳嗽，右脉弦长，虽曰风温，恐动络血。

甜杏仁 南沙参 天花粉 茯苓 川贝母 肥玉竹 甜梨皮

风温，咳嗽失音，恶寒。

杏仁 桑白皮 桔梗 川贝母 连翘 大豆黄卷 苏梗 橘红

风温寒热。

玉竹 大豆黄卷 连翘 嫩苏梗 茯苓 广皮

风温，内热外寒。

玉竹 大豆黄卷 连翘 桔梗 枳壳 嫩苏梗 广皮

风温，憎寒发热，口干脘闷，脉数右大。

杏仁　大豆黄卷　连翘　桔梗　枳壳　天花粉　陈皮

风温外感，右寸脉数。

杏仁　大豆黄卷　连翘　桔梗　川贝母　枳壳　橘红　芦根

冬令风温之邪。

玉竹　牛蒡子 马勃　连翘　川贝母　枳壳　桔梗　薄荷

风温喉痛。

杏仁　牛旁子　连翘　桔梗　江枳壳　川贝母　薄荷

风温发热，脘闷便溏，邪传于里。

六神曲　黄芩　赤芍　桔梗　桑白皮　陈皮　白茯苓

风温，发热脘闷，头面游风红肿。

羚羊角　连翘　荆芥　赤芍　枳壳　桔梗　厚朴　陈皮

少阳风温，耳前发疡。

羚羊角　连翘　赤芍　桔梗　川贝母　黑山枝　甘草

新感风温，触动麻痹旧疾，外发瘾疹瘙痒，宜清透方。

羚羊角　蝉退　连翘　玉竹　牛蒡子　桑叶　桔梗

风温夹食。

连翘　竹叶心　杏仁　大豆黄卷　陈皮　莱菔子　查炭[1]　六神曲　厚朴

① 查炭：即山楂炭，后同。

风温夹食，汗虽出而痞闷未通，病重于里。

竹叶心　黄芩　茯苓　六神曲　白通草　厚朴　陈皮

湿　温

湿温初起，浊邪闭塞，**太乙丹**。

麻黄　雄黄　大黄　藿香　苏叶　川乌　细辛　升麻　桔梗　广皮　香附　鬼箭羽　丹参　雌黄　苍术　木香　半夏　麝香　山茨菇[①]　大戟　银花　五倍子　赤豆　千金子　滑石　劈砂　山豆根

糯米粉为丸。

湿温时邪，发热自利，重证也。

黄芩　连翘　大豆黄卷　老苏梗　茯苓　陈皮　炒六曲

湿温在中焦，胸脘气胀。

藿香　兰草　制半夏　茯苓　陈皮　厚朴

湿温时邪。

杏仁　连翘　飞滑石　川朴　茯苓　陈皮　制半夏

湿温时邪，呃逆泄泻。

茯苓　陈皮　川朴　制半夏　藿香　黄芩　神曲

湿温时邪，舌白脉软。

生香附　陈皮　杏仁　姜半夏　茯苓　老苏梗　厚朴

① 山茨菇：即山慈菇，后同。

湿温时邪，胸痞舌白。

枳壳　连翘　杏仁　陈皮　黑山枝[1]　大豆黄卷　川朴　桔梗

湿温五日，发热无汗，宜疏其表。

竹叶心　薄荷　连翘　大豆黄卷　枳壳　厚朴　桔梗　陈皮

湿温时邪，舌黄脉软，发热瞀闷，邪郁中焦，恐其痉厥。

竹叶心　连翘　杏仁　生香附　老苏梗　川朴　陈皮　大腹皮

湿温战汗，余邪未尽，目黄脉软。

杏仁　连翘　桔梗　天花粉　川朴　陈皮　谷芽

湿温之蒄，防其昏冒。

藿香　连翘　竹叶心　杏仁　黄芩　陈皮　厚朴　飞滑石　槟榔

目黄脉软，湿温之病。

茅术　厚朴　制半夏　茯苓　橘红　香附子　滑石

湿温病。

川萆薢　黑山栀　陈皮　川朴　生香附　茯苓

目黄舌白，脉软，湿温之邪，寒热间日如疟。

川桂枝　茯苓　川朴　陈皮　川通草　杏仁　黄芩

湿温之邪，恶寒发热。

连翘　鲜薄荷叶　黑山枝　桔梗　茯苓　大豆黄卷　橘红

① 黑山枝：即黑山栀，后同。

阴虚之人，感湿温之邪，脉濡数，脘闷口干，身不热而躁烦，邪郁不达，重症也。

竹叶心　连翘　山枝子　麦冬　生香附　茯苓　陈皮　神曲

湿温之郁，目黄脉软，病将一月，及增呃逆，此为病进。

草果仁　黄芩　肥知母　大白芍　茯苓　川朴　生姜　制半夏

湿温重候。

草果仁　黄芩　厚朴　槟榔　广藿香　茯苓　甘草　杭白芍

春　温

春温，振寒不热，脉沉，舌白如粉，邪郁于内。

葱白　淡豆豉　杏仁　桔梗　茯苓　半夏曲　橘红

春温，病肺中郁邪，恶寒体倦。

葱白　淡豆豉　玉竹　茯苓　橘红　炒归身

春温，咳嗽恶寒。

甜杏仁　枇杷叶　桑叶　玉竹　川贝母　南沙参　茯苓

春温咳嗽，脉弦数。

杏仁　枇杷叶　桑叶　川贝母　橘红　南沙参　茯苓

春温夹食，恶寒脘闷。

大豆黄卷　半夏曲　厚朴　陈皮　枳壳　川通草　茯苓

春温，上焦郁热。

生甘草　桔梗　薄荷　天花粉　川贝母　连翘

春温之邪客于肺，咳嗽咽痛。

生甘草　桔梗　甜杏仁　连翘　川贝母　茯苓　橘红

春温咽痛，憎寒发热。

牛蒡子　连翘　薄荷　枳壳　川贝母　桔梗　陈皮

温邪内郁，憎寒发热，误服辛热升燥之药，以致咽肿吐血，拟清解之。

犀角　连翘　丹皮　元参心　川贝母　桔梗　生甘草

春温，发热之后，阳明失和，中脘气滞。

黄芩　桔梗　枳壳　甜杏仁　川厚朴　陈皮　麦芽

温邪发热，胸痞自利，势将昏陷。

黄芩　大白芍　枳壳　桔梗　六神曲　茯苓　陈皮

春温，发热自利。

京赤芍　黄芩　桔梗　江枳壳　连翘　嫩苏梗　茯苓　陈皮

春温发热，胸闷便溏，舌黄脉数，阳明里病。

枳壳　黄芩　桔梗　川贝母　茯苓　陈皮　连翘　焦神曲

舌粉白，脉小口干，胸痞自利，寒热温邪入募原，势欲昏陷，可危也。

草果　黄芩　川朴　杭白芍　茯苓　陈皮　神曲　姜半夏

春温病，下之后气痞胸中。

黄连　黄芩　半夏　淡干姜　生姜　炙草　茯苓

发热胸痞，大便不实，宜**生姜泻心汤**。

黄连　黄芩　人参　制半夏　炙草　生姜　茯苓

发热，胸痞自利，温邪内陷，气上奔迫，恐其昏厥。

黄连　黄芩　半夏　生姜　白茯苓　炙草　陈皮

温邪发瘀不透。

牛蒡子　蝉蜕　枳壳　陈皮　连翘心　薄荷　桔梗　芦根

温邪发黄，胸痞，自利，呃逆，正虚邪陷，殊为可危，**茵陈五苓散**去桂加小丁香、陈皮。

冬　温

干咳吐血，脉数而虚，冬温之邪未清，阴气先虚。

甜杏仁　玉竹　南沙参　川贝母　茯苓　鲜湖藕

冬温，咳嗽干呕，火郁于上。

甜杏仁　枇杷叶　川贝母　南沙参　川石斛　茯苓　橘红

冬温，内热外寒，咳嗽吐血。

甜杏仁　玉竹　川贝母　南沙参　茯苓　细生地　芦根

肺经冬温，发热咳嗽，喉痛失音。

甜杏仁　川贝母　生甘草　桔梗　桑叶　连翘　茯苓　芦根

冬温，发热咳嗽。

杏仁　陈皮　连翘心　天花粉　川朴

冬温郁热。

葱白　甜杏仁　玉竹　连翘　茯苓　天花粉

冬温，发热恶寒，脉沉小而数，面红，内兼阴虚，邪郁不达。

葱白　淡豆豉　玉竹　连翘　天花粉　桔梗　陈皮

寒栗而振，不发热，头眩，两肩臂痛，肛中痛。冬温火郁于内，恐其为晕。

葱白　淡豆豉　玉竹　黄芩　嫩桑枝　归身　橘红

冬温，内热外寒。

葱白　淡豆豉　玉竹　川贝母　桔梗　江枳壳　陈皮　桑白皮

右寸脉数，冬温，肺气不清，咳嗽声嘶。

葱白　淡豆豉　甜杏仁　玉竹　桔梗　川贝母　嫩苏梗　连翘

暑

暑温伏邪。

生香附　荷叶　厚朴　藿梗　六神曲　宣木瓜　赤苓　陈皮

中焦暑湿，气机不宣。

广藿香　木瓜　川朴　茯苓　陈皮　杏仁　麦芽

暑湿，发热脘闷，腹痛泄泻。

竹叶心　生香附　滑石　藿梗　木瓜　川朴　茯苓　陈皮

暑湿，发热脘闷，舌白脉软。

竹叶心　连翘　大麦冬　茅术　半夏曲　茯苓　川朴　陈皮

湿暑在上，头痛呕恶，胃中清气不升。

鲜荷叶　生香附　半夏　茯苓　厚朴　飞滑石　橘红　甘草

伏暑。

飞滑石　杏仁　草果　川朴　藿香　茯苓　陈皮

暑湿伏邪。

香薷　杏仁　草果　滑石　半夏　茯苓　川朴　陈皮

暑湿，伏邪未尽，中焦之气尚阻。

制半夏　茯苓　川通草　白檀香　陈皮　白扣仁[①]　川朴

阴暑，腹痛脉沉，**来复丹**。

玄精石　硫磺　硝石　青皮　陈皮　五灵脂

遗精，胸痞闷，头胀足酸，不渴，手足厥冷，脉沉。阴暑，先宜通阳，来复丹十五粒。

---

① 白扣仁：即白蔻仁，后同。

暑　风

暑风，发热咳嗽，腰痛足冷，阴亦不足。

枇杷叶　杏仁　南沙参　橘红　半夏曲　茯苓　连翘心

暑风之感，发热咳嗽。

藿香　杏仁　桔梗　薄荷　连翘　半夏　茯苓　陈皮

薄暮往来寒热，咳嗽脘闷，舌黄脉数，暑风之郁。

藿香　香茹[①]　杏仁　桔梗　苦薄荷　茯苓　陈皮　枇杷叶　川朴　肥知母　川贝母

暑风所伤，肺失宣泄。

藿香　香薷　杏仁　川贝母　飞滑石　茯苓　橘红　荷叶边

湿

脉数舌黄，湿温之郁，中焦清浊之气混淆。

焦白术　川朴　制半夏　橘红　藿香　茯苓　白通草　葛花

脉右大而数，中焦有湿热。

真半曲　茯苓　陈皮　川朴　麦芽　川通草　枳壳　连翘　桔梗

脉右大左软，丰厚之躯，长夏湿热内盛。

焦白术　制半夏　茯苓　川石斛　苡仁　木瓜　橘红

① 香茹：即香薷，后同。

中焦湿热。

川萆薢　茯苓　川朴　香附子　广皮　木瓜

中焦湿热。

川萆薢　杏仁　半夏曲　茯苓　橘红　厚朴　益智仁

中焦湿浊之邪阻滞胃中清气。

杏仁　茯苓　白蔻仁　老苏梗　麦芽　制半夏　川朴　橘红

湿上盛为热，脉右大而软，头胀，齿痛，咽痛，肺胃湿热所蒸。

桑白皮　连翘心　桔梗　橘红　薏苡仁　甘草　茯苓

湿热，面黄脉数。

绵茵陈　川萆薢　赤苓　苡仁　广皮　白通草　川黄连

面黄脉数，中焦积湿。

茵陈五苓散去桂，加厚朴、橘红、黑山栀。

中焦湿热，脘胀溲赤。

西茵陈　茯苓　泽泻　川朴　白檀香　六神曲　广皮　川通草

中焦寒湿。

焦白术　茯苓　淡干姜　枳实　川朴　橘红

胃中寒湿。

焦白术　制半夏　茯苓　橘红　老吴萸　淡干姜

汗

入房汗出中风，则为内风。

黄芪　防风　茯苓　橘红　归身　久蒸於术

湿痰上盛，脉软，脘闷自汗。

制半夏　麦冬　茯苓　橘红　枣仁　远志炭　左牡蛎

阴虚内热，盗汗出，脉数。

炙甘草　淮小麦　大生地　茯神　大枣　当归身　牡丹皮

脉弦数，久嗽汗泄，恶风恶寒，腠理疏也。

炙甘草　淮小麦　大麦冬　茯神　大枣　大熟地　北五味

七情之菀，痰火上升，咳嗽无寐，畏寒汗泄。

炙甘草　淮小麦　当归身　硃染麦冬　大枣　茯神　橘红

心悸，盗汗，营血不足。

炙甘草　淮小麦　左牡蛎　归身　白芍　大枣　茯神

疟

伏暑发疟，舌灰白，脉弱。

柴胡　黄芩　制半夏　炙甘草　川朴　茯苓　橘红　生姜　大枣

温邪寒热，间日如疟。

柴胡　黄芩　天花粉　厚朴　茯苓　陈皮　六神曲

疟后舌黄，脉沉，头痛脘闷，中焦尚有湿热。

藿香　厚朴　茯苓　半夏曲　陈皮　谷芽

暑湿在中焦，郁而为疟，目黄舌白，脉不弦，阳明为病。

藿香　竹叶心　橘红　茅术　茯苓　川朴　连翘心　半夏

湿热之疟，目黄脉软。

藿香　草果　肥知母　法半夏　赤苓　川朴　橘红

湿温成疟。

藿香　草果　黄芩　半夏曲　茯苓　川朴　陈皮

瘅疟热少，谷不能食，宜和阳明。

半夏曲　茯苓　广皮　桔梗　益智仁　谷芽

间日发疟，遍身浮肿生疮，湿热之菀。

五苓散去术，加大腹皮、萆薢、川朴、陈皮。

疟后营卫不和，寒热频发，脉弦数。

何首乌　炙鳖甲　生香附　归身　白芍　炙甘草　茯苓　生姜　大枣

三疟。脉弦色白，脘闷不通，正气已虚，伏邪未尽。

制首乌　炙鳖甲　归身　姜半夏　茯苓　川朴　橘红　炙甘草　大枣　生姜

三疟发于阴，愈后脉尚见弦，恐暑湿触之复发，治法宜和营卫，就本质论，更以营阴为重。

制首乌　炙鳖甲　归身　蒸於术　半曲　茯苓　陈皮　炙甘草

寒热三日一发，脉濡弱，邪客脊膂，是疟也。

当归建中汤。

疟后湿热未去，中焦不和。

焦白术　茯苓　陈皮　炙甘草　归身　左牡蛎　白芍　青皮

疟后阳明痰浊与气胶结，而成痞在中脘，郁怒则胀，肝胃为病。

焦白术　茯苓　白芥子　生姜　法半夏　橘红　瓦楞子

疟母结在胁下，妨碍饮食，攻之则成中满。

焦白术　茯苓　炒归身　白芍　莱菔子　麦芽　生香附　青皮　炙甘草　广木香

疟母结于左胁，腹胀妨食，肝脾为病。

制首乌　蒸於术　茯苓　枣仁　远志　杭白芍　归身　广木香　炙草　桂圆肉

另服**鳖甲煎丸**，方列于下：

鳖甲　乌扇　黄芩　柴胡　鼠妇　赤硝　桃仁　干姜　大黄　芍药　桂枝　葶苈　蜣螂　石苇　朴[1]　丹皮　瞿麦　紫葳　人参　半夏　䗪虫　阿胶　蜂窠　煅灶心土（《千金方》有海藻、大戟，无赤硝、鼠妇）

---

① 朴：《金匮要略·疟病脉证并治》作“厚朴”。

瘾疹

风湿相抟，瘾疹瘙痒。

连翘 蝉退 牛蒡子 桔梗 荆芥 赤芍 苍耳子

风湿相抟，发为瘾疹，脘闷溏泄。

大力子 蝉衣 防风 生香附 茅术 川朴 茯苓 陈皮

风湿相抟，皮肤瘾疹。

牛蒡子 连翘 蝉衣 霜桑叶 桔梗 小胡麻 赤芍

风湿相抟，瘾疹瘙痒。

制首乌 黄芪 桑叶 小胡麻 蒸於术 防风 茯苓 杜橘红

风痧

风痧未透。

蝉衣 荆芥 牛蒡子 连翘心 桔梗 川贝母

黄疸

湿热，将成黄疸。

茵陈五苓散去桂，加川朴、陈皮、六神曲。

暮年之人，隆冬发黄，阳气周密之时，恐邪不泄越，转成黑疸。

茵陈五苓散加生姜。

黄疸日久，恐其额黑腹满。

茵陈五苓散去术，加生姜、香附、陈皮。

湿热蒸郁，发黄脉数。

茵陈五苓散去术，加生香附、黑山枝、陈皮、六神曲。

湿热之郁，发为谷疸。

茵陈五苓散去术，加连翘、川朴、陈皮、六曲。

湿热之郁，将成黄疸。

西茵陈　茯苓　山栀子　飞滑石　厚朴　香附子　陈皮　川通草

脘闷发黄，湿热之郁。

山茵陈　茯苓　山栀炭　飞滑石　川朴　生香附　陈皮

黄疸，**茵陈蒿汤**。

黄疸，腹满者不治，病已二载有余，药恐难效，**猪膏发煎**。

猪膏　乱发

圊血而始，发为黄疸，百日有余不愈，颧额色晦，恐有腹满或黑疸之传。

人参　焦白术　茯神　枣仁　远志炭　广木香　炙甘草　茵陈　桂元肉

中虚发黄，土不生金，兼有久咳，**归脾丸**。

人参　白术　茯神　枣仁　炙甘草　龙眼　黄芪　当归　远志

木香　大枣　生姜

黑疸属于阴，疏利中焦，徒伤正气，遵古法用**金匮肾气丸**，佐以**猪膏发煎**（金匮肾气丸见肿胀门）。

呕　吐

肝阳上升，心嘈脘闷干呕。

焦白术　制半夏　茯苓　橘红　生香附　炒枳实

痰热在上，易于呕恶。

竹茹　枳实　制半夏　茯苓　橘红　六神曲　麦芽　生姜

中焦湿热，干呕脉数。

黄连　乌梅　制半夏　茯苓　陈皮　生姜　生谷芽

肝胃为病，胸腹痛胀，呕吐，宜以苦辛泄邪。

黄连　淡吴萸　淡干姜　制半夏　茯苓　陈皮

肝阴不足，厥气上升，妨食心嘈，呕恶脉沉。

黄连　吴萸　淡干姜　制半夏　茯苓　乌梅　橘红

呕逆日久，已成胃反。

黄连　淡干姜　川椒　乌梅　茯苓　枳实　白芍

胃中寒饮，肝气挟之，而呕逆脊闷。

黄连　淡吴萸　川椒　乌梅　人参　蒸於术　陈皮　六神曲　白芍

水入即吐，名曰水逆。

五苓散加椒目、干姜。

吞　　酸

湿热之郁，吞酸，右寸关脉数大。

黄连　生於术　制半夏　茯苓　橘红　白芥子　生姜

胃中湿热之积，呕吐酸水，右关脉弦大。

黄连　淡干姜　茅术　制半夏　茯苓　橘红　麦芽

胃中湿热，吞酸呕恶。

黄连　淡干姜　枳实　竹茹　制半夏　茯苓　橘红

胃气上逆为哕。

旋覆花　代赭石　半夏曲　茯苓　陈皮　淡姜渣

病深者其声哕，今呃逆已十日矣，势非轻浅。

旋覆花　代赭石　半夏曲　川朴　杏仁　生姜

病深者其声哕，呃逆不已，入肾殆矣。

淡干姜　川附子　炙甘草　焦白术　柿蒂　公丁香

哕

小丁香　柿蒂　茯苓　陈皮　上沉香　生姜

噫

右关脉沉，左寸关弦，肝气上逆，中焦之气不降，乃为噫。

旋覆花　代赭石　半夏曲　茯苓　陈皮　沉香汁

肝胃为病，痰气凝滞，上为噫气，脉沉软，拟用**旋覆代赭汤**。

旋覆花　代赭石　制半夏 茯苓　橘红　沉香汁

噫气，胸膈痞塞，浊邪上升，阻碍清气。

旋覆花　代赭石　制半夏　茯苓　陈皮　生姜　沉香汁

噫气，五六年不愈，脐上积气跳动，时呕清水。

炒熟地　老山沉香　左牡蛎　当归身　制半夏　茯苓　橘红　炙粉草

郁

脉弦长，头胀恶风，胸脘气滞，易于悲思忧虑，此九气之菀也，**越鞠丸**。

七情之郁，气机不利，脉不流畅。

炒茅术　生香附　黑山枝　白芍　茯神　远志炭　炒归身　砂仁壳

情志之郁，五志之火不宁，将来有痰气迷惑之证，拟通郁之法。

茅术炭　生香附　黑山枝　茯神　枣仁　归身　远志炭　白芍　左牡蛎　六曲

打浆为丸。

九气之郁，脉亦少流利之象。

茅术　生香附　黑山枝　茯神　远志炭　橘红　真半曲[①]

痰气火三者皆郁，拟**逍遥散**加减。

柴胡　归身　白芍　茯神　生香附　黑山枝　橘红　砂仁

六脉皆弦，肝气之郁，拟**逍遥散**加减。

柴胡　归身　白术（炒）　白芍　茯神　生香附　鲜橘叶

七情之菀，肝脏之气不能条达，脉涩舌黄。

焦白术　茯神　枣仁　归身　杭白芍　生香附　鲜橘叶　石决明

肝木之菀，伤及脾土，食减，口干喜饮，腹胀溏泄，木中有火也。

久蒸於术　茯神　枣仁　远志炭　归身　杭白芍　炙甘草　广木香　龙眼肉　山枝　牡丹皮　六神曲

打浆为丸。

脉弦虚，九气之菀，咳嗽胁痛，拟治肝肺。

旋覆花　青葱　新绛　川贝　茯苓　鲜橘叶

噎膈关格

色黄，左脉弦长，中虚之体，肝木上僭，渐成膈气。

人参　枳实　白芍　制半夏　白茯苓　炙甘草　生姜

① 真半曲：即“真半夏曲”，后同。

津液不降，化痰上阻咽嗌，食减便燥，成为关格。

旋覆花　瓜蒌仁　川贝母　白芥子　蛤粉　青黛　橘红

湿痰与肝气上逆，胸膈不利，发为噎病，面黄，脉弱而有歇止，病深痼矣。

瓜蒌子　薤白　制半夏　人参　茯苓　淡干姜

噎病，非老年所宜，甚难脱体。

薤白　瓜蒌子　制半夏　茯苓　陈皮　炙甘草　生姜

气逆痰升，将成噎病。

黄连　淡吴萸　淡干姜　制半夏　茯苓　橘红

食入即吐，形疲脉空，已成噎膈。

黄连　吴萸　淡干姜　乌梅炭　姜半夏　白云苓　橘红

噎膈垂成，药难效也。

黄连　吴萸　白芥子　制半夏　茯苓　橘红　生姜

三阳结谓之鬲[①]，津液不布，气逆不降，贲门、幽门、阑门皆闭，病斯成矣。

黄连　淡吴萸　淡干姜　郁李仁　茯苓　制半夏　橘红

噎病，由于七情所伤，药所难疗，入春必日重矣。

黄连　淡吴萸　石决明　白芍　归身　制半夏　茯苓　橘红

① 鬲：同“隔”。

气逆痰凝，贲门不利，渐成噎膈。

黄连　淡吴萸　小条参　制半夏　茯苓　橘红　淡姜渣

肝气凌胃，中脘痞满，大便秘结，恐成噎膈。

制半夏　生白蜜　生姜

噎病，由气血凝结，贲门不利，病不能愈。

制半夏　生白蜜　生姜　茯苓　橘红

呕痰妨食，形疲脉虚，已成关格。

旋覆花　代赭石　制半夏　白茯苓　橘红　生姜

噎病，非晚年所宜，以病在七情也。

旋覆花　代赭石　制半夏　茯苓　橘红　生淡干姜

噎膈，痰气上壅，必宜断酒。

旋覆花　代赭石　制半夏　茯苓　橘红　生淡干姜　炒谷芽

肝伤失血之后，停瘀病噎，此非轻恙。

旋覆花　青葱　新绛　柏子仁　归身　鲜藕

胸中痞胀妨食，大便秘结，脉弦，已成噎膈。

细生地　生姜　归身　白芍　柏子仁　黑山枝　陈皮　沉香汁

噎病，三关不通，宜用润下。

大生地　生姜渣　枇杷叶　柏子仁　归身　橘红

中焦气伤，势将关格。

大生地　生姜　柏子仁　归身　制半夏　茯苓　橘红

噎病，九阅月矣，形疲舌红，阴涸枯。

大生地　生姜　柏子仁　归身　杭白芍　茯苓　橘红

七情之伤，已成噎膈。

大生地　生姜　枇杷叶　柏子仁　茯苓　炒归身　橘红

气阻贲门，津液不布，上为噎食，下为大便秘结，舌干红滑，左关脉弦大，张鸡峰[1]所谓神思间病，最不易治者也。

大生地　生姜　枇杷叶　柏子仁　归身　云茯神　橘红　人乳

关格，非暮年所宜。

枇杷叶（姜汁炒）杵头糠　桔梗　川贝母　白茯苓　橘红

食入呃逆，不得过贲门，因而呕吐，舌白脉弦，是肝虚噎膈。

枇杷叶　生姜　杵头糠　荜澄茄　橘红　炒归身　桃仁泥

噎病，由于七情，最难脱体，脉弦而数，肝气挟痰上升，谷雨节边，恐其增病。

枇杷叶　生姜　杵头糠　荜澄茄　茯苓　制半夏　橘红　左牡蛎

格则吐逆，关则不得小便，晚年得此，大非所宜，耐性静养，俾肝阳不冲乃佳。

黄连　淡吴萸　生淡干姜　人参　茯苓　白芍　代赭石

---

① 张鸡峰：宋·张锐，著《鸡峰普济方》。

痞满积聚

湿热之积，心下痞满，舌红脉濡，恐传单腹胀。

茅山苍术　制半夏　茯苓　杜刮橘红　阳春砂仁　生香附　葛花　淡生姜渣

浊邪闭塞，胸脘痛，势欲厥逆。

生香附　杏仁　江西枳实　茯苓　橘红　紫厚朴　真半夏曲

中气不足，湿浊不化，痞聚胃脘之右，口甘妨食，脉弦软，按之虚，宜补中焦。

人参　焦白术　茯苓　制半夏　橘红　川朴　生香附　白通草

心下痞，拟用通阳。

瓜蒌仁　薤白　制半夏　茯苓　橘红　生姜

脉弦，腹左旁结痞，肝气为病。

川萆薢　茯苓　川楝子　青皮　橘核　小茴香　川通草

积滞在右，胁下痛胀，舌干脉数。

川黄连　江西枳实　川朴　陈皮　麦芽　大白芍　生姜

脉细弦，痞聚左胁，大如覆杯，肝之积，为肥气也。

羚羊角　钩藤　青皮　归身　杭白芍　云茯苓　白通草

咳逆不得卧，气上冲逆，胸脘痞胀，至暮则甚，脉按之虚，舌色黄白，向来多产，络血必空，肝气易升，而体素丰厚，中焦必有浊邪凝滞，所以薄暮阳气闭则胀，遂升温通补纳，一定之理。

焦白术　茯苓　炮姜炭　肉桂心　橘红　川朴　制半夏

晨服**中满分消丸**，下午服**黑锡丹**三十粒。

中满分消丸

厚朴　黄连　半夏　知母　茯苓　干姜　党参　猪苓　炙草　枳实　黄芩陈皮　泽泻　砂仁　姜黄　白术

蒸饼为丸。

黑锡丹

黑铅　硫磺

心下痞，腹微满，脉弦虚，湿寒之积，不可妄攻。

焦白术　茯苓　炙甘草　生香附　陈皮　青皮　当归身　大白芍

脉右弦长左虚，肝脾为病，脐左成痞，按之筑筑动气，吞酸食减。

久蒸於术　茯苓　真半曲　广皮　归身　白芍　左牡蛎　沉香汁

小时疳积，长而兼入厥阴，腹痛成痞，上冲则厥。

川黄连　大白芍　川椒　乌梅肉　青皮　茯苓　炙甘草　鸡内金

肝气成痞，妨碍饮食。

焦白术　茯苓　陈皮　川椒　乌梅炭　归身　杭白芍

腹满不减，色脉皆虚，拟**归脾汤**法。

焦白术　白云苓　酸枣仁　远志炭　当归身　小青皮　广木香　炙甘草

晨服**资生丸**，方列下：

人参　薏苡仁　神曲　扁豆　川朴　茯苓　芡实　甘草　白术　楂肉　橘红　莲肉　山药　麦芽　桔梗　藿香　黄连　泽泻　豆蔻

腹中结痞，脉弦数，面白目青，大便不实，肝脾为病，不可急于攻克，每日早晚服归脾丸三钱，缓缓调之。

食　伤

饮食伤脾，中焦不运。

焦白术　茯苓　陈皮　厚朴　炙甘草　六神曲　麦芽　鸡膍胵（即鸡内金）

酒　伤

酒气热质湿，湿归脾，热熏肺，今之腭干发胀，肺受热也。

葛花　茯苓　桑白皮　苡仁　桔梗　橘红　半夏曲

酒伤中虚，将成噎膈。

葛花　枳椇子梗　枇杷叶　半夏曲　茯苓　鲜藕

中焦湿热，妨碍清气，曲蘖之积。

焦白术　制半夏　茯苓　橘红　枳椇子梗　阳春砂仁　木瓜　白檀香

湿热酝酿，成病甚深，必先戒酒，药或有功。

制半夏　茯苓　橘红　薏苡仁　木瓜　生绿豆　枳椇子梗

曲蘖所伤，恐成噎膈。

制半夏　橘红　阳春砂仁　葛花　云苓　宣木瓜　生淡干姜

肿　胀

湿热下注，足肿腹满。**肾气丸**法治其本，煎方以治其标。

粗桂木　汉防己　焦白术　苡仁　茯苓　陈皮

金匮肾气丸

熟地黄　粉丹皮　淮山药　山萸肉　附子　白茯苓　福泽泻　上桂心　车前子　牛膝

咳逆上气，面浮足肿，颈脉动疾，恐成水病。

桑白皮　苡仁　汉防己　生姜皮　陈皮　大腹皮　赤苓皮

水肿初起。

桑白皮　苡仁　川萆薢　姜皮　陈皮　猪苓　泽泻　茯苓。

风水。

桑白皮　苡仁　生姜皮　大腹皮　通草　茯苓　陈皮

痢后中满，脉沉肢冷，阳不足也。

五苓散加大腹皮、厚朴、生姜。（见呕吐门）

中满已成，难治。

五苓散加大腹皮、青皮、川厚朴。

足肿腹满，湿热之积。

五苓散加大腹皮、青皮、川朴。

浮肿喘满，严寒之时，阳气不通，恐其喘脱。

五苓散加五味子、陈皮。

目胞浮肿，中虚之人，恐土不制水，成为水病。

五苓散加川附子。

风湿相抟而为浮肿，脉软，宜辛淡通之。

川萆薢　苡仁　大腹绒　泽泻　赤苓　姜半夏　橘红

下焦阳虚，足肿，上至阴及腰腹。

川萆薢　茯苓　琥珀　川椒目　上桂心　沉香汁

风水。

桑白皮　生苡米　川萆薢　赤苓　椒目　车前子　血琥珀　老沉香汁

四肢细，腹胀大，此名单腹胀，难治。

中满分消丸（见痞满门）。

单腹胀，脉弦神倦，元气向衰，恐不胜此重证。

中满分消丸。

七旬之人，岂能胜此重证？拟与通温。

焦白术　川附子　炮姜炭　茯苓　炙草　官桂　川朴　广木香

肿满而喘，有脱象奈何？

炒松大熟地　丹皮　茯苓　山药　泽泻　北五味子　车前子　牛膝

水肿腹满，拟**济生肾气丸**。

阳虚咳喘不得卧，浮肿腹满，上脱之证，**济生肾气丸**。

咳逆上气，不得卧，足肿，阳虚不摄，久成虚脱**金匮肾气丸**。

高年中满，药所难效，**金匮肾气丸**。

痞散成中满，形羸气喘，脉弦，元气内伤，不能御病，**金匮肾气丸**。

水肿，议丹溪**小温中丸**。

小温中丸

白术　陈皮　甘草　香附子　黄连　白茯苓　制半夏　炒六曲　苦参　铁砂

痰　饮

痰气上壅，拟利肺法。

杏仁　苏子　桑白皮　茯苓　橘红　蛤粉　沉香汁

痰气之郁，咽噎不利，肝肺为病，久则为瘿，及为梅核气。

旋覆花　北沙参　瓜蒌子　橘红　茯苓　海浮石　川贝母

胃中痰浊，气机阻滞。

益智仁　生谷芽　川朴　茯苓　制半夏　陈皮　生姜

中虚，痰饮之积，脉有弦象，肝气亦不和。

蒸於术　茯苓　真半夏曲　橘红　木瓜　焦谷芽　桔梗　生姜

湿痰之体，中焦气滞，脉软。

茅苍术　生香附　川朴　制半夏　茯苓　陈皮

痰火壅盛于上，健忘言蹇，喜食凉物，口干唇燥，大便秘结，阳明之气闭而为热，拟用下夺。

细生地　川黄连　茯神　远志炭　枣仁　柏子仁　朱染麦冬　橘红

另服**礞石滚痰丸**。

礞石滚痰丸

青礞石　沉香　黄芩　广木香　川大黄

水饮之积。

云茯苓　淡吴萸

支饮。

焦白术　江西枳实　茯苓　淡干姜　制半夏　杜刮橘红

气机不利，水饮不降，拟《外台》**茯苓饮**加减。

生白术　茯苓　炒枳实　生淡干姜　炙草

支饮，脉右偏弦。

焦白术　茯苓　江枳实　淡干姜　橘红　炙甘草

胸腹痛，目胞下黑，此属痰饮。

焦白术　茯苓　江西枳实　制半夏　橘红　淡姜渣

脉参伍不调，中脘留饮，闭滞胃中清气使然。

川黄连　淡吴萸　生白术　白茯苓　制半夏　橘红　生姜　大枣

中焦积饮。

川黄连　茯苓　生淡干姜　川朴　橘红　制半夏　炒茅术

左胁下气不流畅，脉滑数，痰饮之积。

川黄连　江枳实　茯苓　川朴　青皮　杭白芍　川通草

面色鲜明，中有留饮，大凡水饮之积由于阳虚不运，宜服**金匮肾气丸**，煎方以**理中汤**加减。

人参　生於术　淡干姜　茯苓　橘红　白芥子　制半夏

中虚，湿痰在上，舌白脉软。

久蒸於术　茯苓　制半夏　橘红　湘莲　左牡蛎　白芥子

寒饮之积，上为脘痛呕逆。

苓桂术甘汤加制附子。

水饮之积，大小府皆不通快，胸膈瞀闷，拟通阳逐水。

苓桂术甘汤加制半夏、皂荚子。

脉滑数浮大，咳逆上气，得食与温则喘气稍平。此中焦阳微，水饮为病，拟温补通阳，**桂苓五味甘草汤**。

阳微积饮，宜用温纳，**金匮肾气丸**主之。

风痰病久，上行空窍，傍走四末，已及二年，岂能速效？拟**指迷茯苓丸**。

姜半夏　白茯苓　风化硝　枳壳

姜汁糊丸。

癫狂痫

痰阻心包，而成癫疾。

焦白术　制半夏　橘红　茯神　远志炭　石菖蒲　左牡蛎　竹沥　生姜汁

癫痫，欲成木火之菀。

大生地　麦冬　远志炭　茯神　酸枣仁　黑山枝　丹皮　生香附　金器

肝肾不足，眩晕遗溺，发为痫疾。

大熟地　归身　白芍　茯神　远志炭　九孔石决明　橘红　川贝母

两寸关脉弦尺虚，肝肾不足，木火内扰，多疑多虑，不能自主，久则成癫疾。

细生地　大白芍　茯神　远志炭　丹皮　黑山枝　川贝母　橘红　石菖蒲　石决明

痰涎壅塞则厥，恐成痫症，拟**白金丸**。

川玉金　白矾

痫疾。

大生地　白芍　茯神　远志炭　橘红　粉丹皮　天竺黄　川贝母　山栀子　石决明

另服**白金丸**。

痫疾。

大生地　茯神　远志炭　龙齿　石菖蒲　龙胆草　橘红　山栀子　石决明

另服**白金丸**。

恼怒而起肝风，眩晕跌仆，是痫症也。

炒熟地　白芍　归身　川贝母　羚羊角　九孔石决明　化橘红　茯神　远志炭

肝风挟痰，发为惊痫。

大熟地　杭白芍　归身　茯神　远志炭　龙齿　石决明　羚羊角　钩藤勾　丹皮　橘红　陈胆星

心忪（音中，心动也）

心悸脉软，面明舌白，中焦蓄痰之象。

制半夏　瓜蒌子　橘红　茯神　远志炭　左牡蛎

相火内扰，失精心悸，两尺脉大。

熟地炭　丹皮　黄柏　茯神　湘莲肉　朱染麦冬　左牡蛎

虚火上扰，心悸多梦。

大熟地　茯神　枣仁　湘莲肉　阿胶　硃染麦冬　左牡蛎

脉弦，长且鼓，肝阳上升，心宕而悸。

大熟地　归身　白芍　天门冬　茯神　生甘草　枣仁　朱砂　金器

阴虚，火上冲逆，怔忡，脉数。

炙甘草　淮小麦　枣仁　茯神　石决明　麦门冬　大白芍

营气不足，心悸怔忡。

炒松大熟地　茯神　枣仁　女贞子　朱染大麦冬　橘红　牛膝　石决明

肝虚不足，木火之郁，心宕少寐，脉数而虚。

大熟地　茯神　枣仁　远志炭　丹参　朱染麦冬　龙齿　灯心　金箔

心悸不止，拟用补营。

人参　茯神　枣仁　炙甘草　龙齿　蒸於术　归身　枸杞子　金箔

不得卧

脉沉，右寸关滑数，阴虚于内，中焦兼有浊痰，不得寐。

人参　久蒸於术　枣仁　茯神　橘红　麦门冬　川石斛　半夏曲　枸杞子

中虚痰盛之体，偶触肝气，心宕少寐，胸脘不畅。

制半夏　橘红　茯神　远志炭　枣仁　当归身　白芍　阳春砂仁

营血不足，痰火在上，寤而不寐，肢麻脉软。

橘红　枣仁　蕤仁　制半夏　山枝炭　丹皮　茯神　朱砂　远志炭

阳气不能下，入阴中，宜治阴跷。**秫米半夏汤**。

秫秫米　姜半夏

不寐，拟治阴跷。

秫米　制半夏　茯苓　橘红　远志炭

脉数，肝阳不宁，烦热不寐。

秫米　制半夏　朱染大麦冬　茯神　枣仁　归身

上焦郁热，不寐，面发赤瘰。

大熟地　茯神　蕤仁　丹皮　石决明　麦门冬　枣仁

脉右弦数，左虚，真阴不足，火不宁静，不寐。

大熟地　朱染大麦冬　茯神　枣仁　牡丹皮　丹参　甘草。

嘈　杂

嘈杂，心中如饥，尚未至于多食，否则是消中，脉虚两寸盛，有痰，乃五志之火。

金匮肾气丸（见肿胀门）。

心中痰热，发为嘈杂。

竹茹　制半夏　化橘红　云茯神　枣仁　炒远志　川石斛

消　瘅

病有消渴之象，勿轻视之。

青竹叶　天花粉　细生地　大麦冬　甘枸杞　川石斛

右寸左尺脉虚，肺肾阴亏，水道不禁，口干多饮，颇有病消之虑。

炒松大熟地　大麦冬　北五味子　菟丝子　桑螵蛸　左牡蛎　上沉香汁

阴虚之人，小溲频数，口干，脉数而细，恐成消渴。

六味地黄汤加麦冬、五味子。

所述病原，其为消病无疑，此际尚是饮一溲一也，**金匮肾气丸**。

泄　泻

伏暑，下利初起，舌红脉沉弱，恐非轻症。

鲜荷叶　生谷芽　半夏曲　茯苓　川朴　陈皮　宣木瓜

湿浊在中焦，脘闷溏泄。

生香附　川厚朴　茯苓　陈皮　泽泻　老苏梗　六神曲

脾虚，久利面浮。

五苓散去术，加苡仁、大腹皮、陈皮。

发热自利。

酒炒黄芩　大白芍　炒谷芽　川朴　广陈皮　白茯苓

湿热下利，脉数。

酒炒芩　白芍　川根朴　谷芽　茯苓　陈皮　炙甘草

下利，腹胀妨食，宜用温通。

焦白术　茯苓　炮姜炭　川厚朴　谷芽　广皮　荷叶边

中气不足，脾弱溏泄。

焦白术　茯苓　炮姜炭　陈皮　炙甘草　谷芽

阳虚中焦，无气以运，减食溏泄，脉微弱，按之不足。

真人参　焦白术　炮姜炭　淡附子　炙甘草　陈皮

气虚，湿寒在中焦，腹痛泄利四十余日，拟用温通。

焦白术　茯苓　炮姜炭　熟附子　炙草　陈皮

久利，一年有余，舌黄脉沉，拟温中。

焦白术　茯苓　炮姜炭　淡附子　炙草　陈皮

下利止而复发，恐成休息痢。

焦白术　茯苓　陈皮　炙甘草　六神曲　广木香　生谷芽　桔梗

久利伤阴，津液欲涸，而舌黄脉数，积滞未尽，此证将延绵成脱。

焦白术　茯苓　陈皮　炙甘草　当归身　广木香　白芍

久利半年，脉数，舌色粉白，中焦气虚。

焦白术　白茯苓　炮姜炭　山药　陈皮　建莲肉　炙甘草　大白芍

下利三月余，真阴内伤，舌赤，脉虚细。

炒松大熟地　阿胶　白芍　茯苓　陈皮　黑壳建莲　淮山药　炙甘草

久利，半年有余，恐传肿满，拟**归脾丸**（见黄疸门）。

久利，湿热内感。

焦白术　茯苓　炮姜炭　陈皮　炙甘草　乌梅炭　杭白芍

久利，脉细舌红，下多伤阴。

阿胶　白芍　茯苓　建莲肉　山药　陈皮　炙草　乌梅肉

久患肾泄，中焦气弱，不能输运，近更咳嗽，元虚，虚阳不摄也。

人参　麦冬　白茯苓　淮山药　建莲肉　陈皮　肉果　补骨脂　六神曲

脉滑大，尺虚，阳微泄利，拟温固下焦。

焦白术　茯苓　陈皮　山药　肉果　补骨脂　菟丝子

腹满痛，泄利后重，入夜为甚。治脾胃不应，拟治少阴。

肉果　补骨脂　茯苓　陈皮　广木香　杭白芍

肠　澼

暑湿伏邪，触凉为利。

焦白术　茯苓　川朴　山查炭　陈皮　焦神曲　广木香　炙甘草

血利，腹痛脉数，湿热下迫阴络。

黄芩　白芍　焦白术　茯苓　焦山查　陈皮　炙草

肠澼下血。

黄芩　白芍　干荷蒂　地榆炭　茯苓　陈皮　炙草

血利，将及一年，又下畜血，胁下向有痞块，恐肝脾虚，传为中满。

焦白术　茯神　远志炭　枣仁　归身　广木香　白芍　炙甘草　桂元肉

久利下血，腹痛面黄，脉右数左虚，气血皆虚，积滞未尽。

久蒸於术　茯神　当归身　酸枣仁　杭白芍　陈胶　广木香　炙甘草

下　血

暑湿发疟，邪挎阴络，大便下血。

炒枯黄芩　白芍　槐米花　焦白术　黑壳建莲　炙甘草　地榆炭

阳明湿热，上为鼻衄，下为肠红，脉弦，舌微黄。

黄芩　白芍　地榆炭　侧柏叶　茯苓　炙甘草　焦白术

肠红远血。

炒枯黄芩　白芍　地榆炭　陈皮　茯苓　久蒸於术　炙甘草

肠红远血，肝脾为病。

黄芩　蒸於术　地榆炭　茯苓　阿胶　炙甘草　大白芍

湿热抟于阴，下血，腹痛，脉软右略数。

焦白术　大白芍　炙甘草　山药　茯苓　广木香　地榆炭　黑壳建莲

伏邪下利血，脉数搏，面苍白，正气已虚，邪不得化，病淹缠难愈。

人参　陈皮　焦白术　炙黑甘草　茯苓　藿梗　炮姜炭　炒山查炭

肠红远血，脉沉虚，肝脾为病，肝藏血，脾统血也。

炒松大熟地　炒北五味　炮姜炭　炒於术

脉濡色黄，大便滑泄下血，不特络血内伤，中焦之气亦甚虚矣，拟用许学士**黑地黄丸**佐治。

炒松大熟地　炒北五味　炮姜炭　人参　土炒於术

黑地黄丸：熟地　苍术　北五味子　干姜

下血过多，面黄脉虚，甚而眩晕，宜补肝脾。

久蒸於术　炙甘草　茯神　枣仁　白芍　炒松熟地　北五味子

下利纯血，肝脾之阴伤。

焦白术　茯苓　炮姜炭　炒归身　陈皮　大白芍　炙黑甘草

血痢后圊血，脉数急，舌黄，将有浮肿喘逆之变。

焦白术　茯神　枣仁　远志炭　大白芍　广木香　炙甘草　桂元肉

肠红远血，中虚湿热，面黄脉软。

久蒸於术　茯神　枣仁　远志炭　木香　大白芍　炙甘草　桂元肉

圊血甚久，大便溏泄。

焦白术　茯苓　枣仁　远志炭　炒归身　大白芍　广木香　炙甘草　地榆炭　桂元肉

肝脾为病，圊血，左关脉弦数。

酒炒黄芩　赤苓　大白芍　陈皮　炙草　焦白术　伏龙肝

肠红日久，肝脾皆伤。

黄芪　焦白术　炮姜炭　炙甘草　陈皮　大白芍　伏龙肝

溲　血

湿热溲血。

川萆薢　茯苓　车前子　建莲肉　麦冬　甘草梢　小蓟炭

溺血日久，内伤三阴，脉右数左虚，面色黄黯。

炒松熟地　茯苓　鹿角霜　龟腹板　炒归身　川杜仲　小蓟炭　湘莲肉

淋　浊

湿热淋痛，面黄脉弱。

焦白术　川黄柏　川萆薢　苡仁米　云茯苓　车前子　甘草梢

湿热下注淋痛。

海金沙　川萆薢　赤苓　细木通　山栀　粉丹皮　甘草梢

阴虚淋痛。

大生地　丹皮　赤苓　淮牛膝　川萆薢　车前子　甘草梢

脉数，关前涩，尺中虚，肾真不足，虚火乃亢，阴营交乘，痰中频见血缕，近更下发淋浊，亦由火之下迫也。

细生地　麦冬　湘莲肉　茯苓　黑山枝　甘草梢　车前子　丹皮

脉弦淋浊，肝火之郁。

大生地　麦冬　湘莲肉　茯苓　黑山枝　麝香　甘草梢　丹皮

脉弦，阴虚淋浊。

炒松熟地　麦冬　湘莲肉　白茯苓　车前子　川黄柏　川杜仲　粉丹皮

阴虚淋浊。

大生地　麦冬　湘莲肉　茯苓　车前子　丹皮　左牡蛎　穞豆衣[①]

湿热下注成淋，阴中痛，溺血。

细生地　茯苓　川萆薢　小蓟炭　丹皮　车前子　甘草梢

小便淋浊出血，脉数，小府郁热。

细生地　麦冬　丹皮　小蓟炭　车前子　甘草梢　茯苓

阴虚，淋浊见血，茎中痛，小溲不利。

大生地　麦冬　川黄柏　茯苓　淮牛膝　甘草梢　小蓟炭　车前子

肾虚成损，又复血淋，四年不愈，根元内伤，宜补元气。

炒松熟地　鹿角霜　龟腹板　大麦冬　白茯苓　柏子仁　小条参　车前子　败笔头

湿热注浊，用**刘松石猪肚丸**。

焦白术　苦参　左牡蛎　猪肚一具

溺有白垢，胞中虚火，久而伤肾，腰背乃痛。

川萆薢　茯苓　川黄柏　猪内肾　杜仲　桑螵蛸　橘红

癃　闭

脉数大，火郁膀胱，下为癃闭。

① 穞（lǚ鲁）豆衣：黑豆皮。

细生地　竹叶心　甘草梢　牛膝梢　车前子　赤茯苓　滑石　麝香

湿热在膀胱，小便癃闭。

细生地　龟腹板　黄柏　知母　川牛膝　车前子　茯苓

肾开窍于二阴，脱肛癃闭，由遗精而得，肾不足也，脉数歇止。

大熟地　鹿角尖　龟腹板　麦冬　茯苓　北五味　车前子

肾虚，膀胱气化失其常度，小便不利，茎中痛。

大熟地　鹿角霜　龟腹板　麦冬　茯苓　甘草梢　车前子　丹皮

肺为水之上源，火迫清金，不能生水，勿专事渗泄。

细生地　茯苓　参须　丹皮　地骨皮　麦冬　淮山药

遗　精

年甫十四而久患遗精，所谓牝牡之合未有而朘作，先天焉得不伤？脉无神，咳嗽，恐失血。

细生地　北沙参　杜仲　牡丹皮　茯神　麦门冬　湘莲肉　猪脊筋

虚火上升，咽红微痛，寐则精道不禁，肾失闭藏。

大生地　丹皮　左牡蛎　湘莲肉　茯苓　玄参心　淮山药

阴虚内热，鼻衄滑精。

大生地　丹皮　左牡蛎　莲须　山药　麦门冬　侧柏叶　茯苓

阴虚，龙相之火不宁，梦泄，心易惊惕。

大生地　丹皮　莲须　左牡蛎　麦门冬　茯神　枣仁　远志炭

遗精频发，虚火必升，上为吐血，而体质颇盛，多饮酒，湿热亦重。

久蒸於术　橘红　远志炭　莲须　茯神　川黄柏　左牡蛎

肝阳上升，始而眩晕，后传遗精，厥气客于阴也。左三部脉弦大，恐其失血。

大熟地　女贞子　茯神　左牡蛎　麦冬　线鱼胶　莲须

脉数急两尺不藏，梦泄频发，兼有漏疡，肾水不足，龙相之火不宁。静养为要。

大熟地　丹皮　女贞子　线鱼胶　麦冬　莲须　远志炭　茯神　稆豆衣　左牡蛎

蜜丸，朱砂为衣。

遗精频发，恐吐血复至，左关尺脉虚细，寸盛。宜补心肾。

大熟地　丹皮　茯神　左牡蛎　麦冬　莲须　枣仁　青花龙骨

吐血之后，营阴内伤，心肾之气不交，梦交不泄。

大熟地　茯神　枣仁　麦冬　湘莲肉　朱砂　炙甘草　左牡蛎

心肾不交，遗精多梦，真阴下虚，冲气易升，脐下至心筑筑动气。左乳之下，穴名虚里，宗气不足，其动应衣。六脉皆弦，法当温补。

紫河车　大熟地　枣仁　远志炭　麦冬　白芍　归身　炙草

牡蛎　茯神

蜜丸，朱砂为衣。

心肾不交，水亏，火不宁静，填补固摄，一定之法。

大熟地　牡蛎　黄柏　茯神　枣仁　莲须　淡菜　朱染大麦冬

六脉皆弦，非亡血失精者所宜。

大熟地　麦冬　湘莲肉　茯神　左牡蛎　白芍　穞豆衣

脉虚微，真阴不足，虚火不宁，久患遗精，今肛后发漏疡，勿急治，恐漏稍愈，则转为咳嗽失血之证。

大熟地　麦冬　湘莲肉　茯神　左牡蛎　粉丹皮　黄明胶

遗精频发，肾真下虚，骨节酸软，脉虚而缓。

川杜仲　大熟地　炒归身　芡实　茯神　沙苑蒺藜　川续断　金樱肉　莲须　青花龙骨

梦泄遗精，心肾不交，玉门不闭，拟固涩精气。

人参　茯神　朱染麦冬　远志炭　熟地　女贞子　旱莲草　金樱肉　桑螵蛸　龙骨

心肾不交，水火升降失其常度，频患遗精梦泄，两尺脉不敛，恐有失血之传。

大熟地　丹皮　麦冬　女贞子　旱莲草　左牡蛎　远志炭　茯神　枣仁　煅龙骨

蜜丸，朱砂为衣。

脉虚微无神，肾真不足，玉门不固，拟**班龙丸**。

鹿角霜　鹿角胶　柏子仁　菟丝子　熟地黄

胃为肾之上关，梦泄遗精，脘痛妨食，肾开则胃阖也，**王荆公妙香散**。

人参　益智仁　龙骨　茯神　茯苓　生远志　粉甘草　朱砂　广木香　麝香

先患梦遗，后为胃脘痛，脉弦细，舌黄，此胃为肾关[①]，肾开则胃阖也，**王荆公妙香散**。

一水不胜二火，遗精吐血，水愈虚，火愈扰矣，脉亦右大左弦。

大熟地　茯神　远志炭　麦冬　青龙骨　牡丹皮　杜仲　左牡蛎　阿胶

脱　肛

脱肛，拟**补中益气汤**。

蜜炙黄芪　土炒白术　陈皮　土炒升麻　人参　炙甘草　归身　柴胡　枣

外用五倍子、甘草、大黄、鳖头煎汤洗，而后服药。

阴虚脱肛，脉虚细。

焦白术　茯苓　旱莲草　女贞子　阿胶　绿升麻　大白芍

---

① 胃为肾关：当作“肾为胃关”。

秘结

秘结。

江西枳壳　桔梗　杏仁　瓜蒌子　麻仁　柏子仁　郁李仁

秘结。

杏仁　火麻仁　川厚朴　当归　陈皮　江枳壳

痔

脉濡右大，阳明湿热，齿衄痔血。

黄芩　大白芍　焦白术　茯神　阿胶　陈皮　炙甘草　伏龙肝

痔血下多，头旋目黑。

细生地　茯苓　山药　建莲肉　炙甘草　阿胶　大白芍　左牡蛎

中虚，痔血频发，脉弱，渐传喘促浮肿。

人参　久蒸於术　茯神　枣仁　石莲肉　炙甘草　白芍

痔血。

人参　炒松熟地　麦门冬　归身　炙草　生象牙屑

瘰疬

肺经痰热，项疬咳呛。

桑白皮　苡仁　川贝母　夏枯草　桔梗　茯苓　橘红

面黄脉数，肺气上热，脾胃有滞，两项流痰成疬。

桑白皮　地骨皮　海浮石　川贝母　夏枯草　山查肉　橘红　麦芽

阴虚内热，项右瘰疬，恐成虚劳。

桑白皮　苡仁　川贝母　海浮石　茯苓　橘红　阿胶

肝阴不足，颔旁瘰疬。

大生地　阿胶　女贞子　夏枯草　丹皮　川贝母　海浮石　穞豆衣

脉弦细，左虚，真阴不足，虚火上发瘰疬。

炒松熟地　丹皮　茯苓　淮山药　橘红　黄明胶　淡菜

阴虚内热，项左右皆生瘰疬，脉数。

细生地　茯苓　川贝母　橘红　夏枯草　淡菜　海浮石

头　痛

巅顶痛，防昏厥之变。

川芎　蔓荆子　连翘心　白蒺藜　松萝茶

脑后痛，是风邪入肝络，能令人痉厥。

生香附　连翘　白蒺藜　甘菊　白茯苓　橘红　苦桔梗

肝火头痛，耳鸣目赤，宜用清降。

大生地　甘菊　连翘　穞豆衣　石决明　茯苓　橘红

风火在上，头颊游行作痛，先宜清散。

羚羊角　连翘　甘菊　制半夏　茯苓　橘红　飞滑石

阴虚火郁于上，头痛。

羚羊角　石决明　女贞子　归身　茯苓　穞豆衣　橘红

阴虚，风火在上，左偏头痛。

炒熟地　茯苓　山药　枸杞子　女贞子　甘菊　石决明

左偏头痛，左目红暗，肝不足，虚风为病。

炒熟地　麦冬　归身　枸杞子　女贞子　甘菊花　穞豆衣　石决明

风痰，头痛起核，发必脘闷呕逆。

制半夏　天麻　焦白术　茯苓　白蒺藜　生香附　橘红

额痛，是阳明风邪。

制半夏　天麻　茯苓　橘红　霜桑叶　香白芷

头额痛连齿颊，是足阳明病。

明天麻　桑叶　白芷　连翘　蔓荆子　甘菊　川芎　茯苓　松萝茶

头痛，呕逆脘闷，阳明痰湿。

制半夏　陈胆星　茯苓　橘红　白蒺藜　左牡蛎

额右旁眉棱骨痛，此阳明头痛也，责诸头风与痰耳。

制半夏　明天麻　生於术　茯苓　橘红　左牡蛎　霜桑叶

额痛，属阳明病。

制半夏　天麻　生於术　茯苓　橘红　桑叶　蔓荆子　白芷　归身　石决明

肩背臂痛

风痰为病，肩膂痹痛，宜调血气。

制首乌　小胡麻　生黄芪　当归身　茯苓　制半夏　橘红　嫩桑枝

背膂痛，恐阳络动血。

桂枝　羌活　炙草　细生地　当归身　茯苓

左肩臂痛，气血不周。

黄芪　川桂枝　海桐皮　片子姜黄　茯苓　当归身　桑枝

另用艾绒、晚蚕沙熨痛处。

又方：

川桂枝　海桐皮　西秦艽　片子姜黄　酒炒当归　橘红　嫩桑枝

胃脘痛

肝虚络痛。

生香附　白芍　归身　茯苓　陈皮　炙草　檀香

肝气乘胃，中脘厥痛。

生香附　老苏梗　制半夏　茯苓　广皮　川玉金　元胡索

肝气冲逆，胃脘厥痛。

生香附　杭白芍　姜半夏　白茯苓　橘红　木瓜　阳春砂仁

胃脘厥痛，肝气郁滞。

香附子　桃仁泥　元胡索　小青皮　陈皮　炙甘草　麦芽

肝气上乘于胃脘，妨食。

川黄连　枳实　生淡干姜　白芍　茯苓　陈皮　炙草

肝气上升，挟饮而动，脘痛干呕，吐清水，脉弦虚。

旋覆花　代赭石　半夏　茯苓　橘红　生姜

气血凝滞，胃脘厥痛，痛久络虚，所以必藉辛热温阳，乃得通快，然亦不可过剂，有伤阴血。

淡吴萸　上桂心　红豆蔻　淡干姜　茯苓　大白芍　当归身　炙甘草

胃中有寒，脘痛数载。

上桂心　白扣仁　白芍　当归身　陈皮　制半夏　白茯苓

胃脘厥痛，脉沉小，中焦有寒，肝气挟之而发。

官桂　枸杞子　白芍　当归身　白茯苓　陈皮　炙甘草

肝气上僭，胃脘痛胀，弦脉见于右寸关。

黄连水炒吴萸　真川椒　乌梅肉　白茯苓　姜制半夏　广橘红　荜澄茄

胃脘厥痛，呕恶，阳明寒痰内郁。

香附子　川椒　乌梅　白芍　制半夏　茯苓　橘红

肝气凌胃，脘痛呕恶妨食。

川黄连　淡吴萸　乌梅炭　川玉金　制半夏　茯苓　广皮

胃脘痛呕吞酸，半年不愈，恐成噎膈。

川黄连　淡吴萸　川椒　茯苓　制半夏　橘红　乌梅炭

胃脘痛久，今呕逆膂闷，面色苍白，脉弦虚，肝气上逆，恐成关格。

黄连　淡吴萸　生香附　郁李仁　茯苓　广皮　沉香汁

湿痰之体，中焦气机不利，脘胁痞痛。

瓜蒌子　薤白　制半夏　茯苓　橘红　淡干姜

七旬之人，胃脘久痛，中气不运，得谷膂闷，脉弦虚，将来恐有噎膈之传。

瓜蒌子　薤白　制半夏　茯苓　青皮　淡干姜

暮年脘痛妨食，渐成噎膈。

瓜蒌仁　薤白　制半夏　茯苓　橘红　桃仁泥

胃脘痛，吐瘀。

旋覆花　青葱管　新绛　川玉金　炒归身　柏子仁

左三部脉弦长，肝气犯胃，中脘厥痛，呕恶。

旋覆花　青葱管　新绛　归身　橘红

肝气之郁，络痛，曾失血，脉弦虚。

旋覆花　青葱管　新绛　归身　白芍　广皮

络血不和，胃脘厥痛。

旋覆花　青葱管　新绛　香附子　归身　元胡索

脉弦数，肝气络痛。

旋覆花　青葱管　新绛　香附子　归身

胃脘痛，肝气成痞，妨食，右寸脉滑大，中焦兼有积痰。

旋覆花　青葱管　新绛　当归身　橘红　生香附

跌扑所伤，胃脘痛三四年不止，面色痿黄，咳嗽，虽由外因而起，已有内损之机。

旋覆花　青葱管　新绛　细生地　桃仁　当归身

努力所伤，络痛不已。

旋覆花　青葱　新绛　细生地　柏子仁　川贝母

胃脘当心而痛，得食则稍安，是络血不足。

炒熟地　归身　白芍　茯神　枣仁　远志炭　上桂心　陈皮　炙甘草

攻伐之药，岂可常试？据述脘痛之来，总由冲气自下而上，其宜温纳可知，用**肾气丸**主治，即水饮之积亦能去也，**金匮肾气丸**（方见前）。

据述胃脘痛之由，每在午后阴分，夏秋冬阴寒之时，其为下焦阳气不通，浊阴凝滞可知。体瘦短气，少腹微胀，得病以来不能茶饮，大约水饮为病，阴邪痞塞，清气所成。斯疾全赖**肾气丸**治饮正法，宜日饵之，佐以煎药可也。

茯苓　焦白术　川桂枝　炙甘草

胸　痹

心痛彻背，是名胸痹。

瓜蒌子　薤白　制半夏　茯苓　广皮　六神曲

湿寒积饮，中焦之阳不能宣布，胸痛彻背，是胸痹也。

瓜蒌子　薤白头　川桂枝　制半夏　白茯苓　生姜

中虚挟食湿，脉沉软，胸痛彻腰背，**六君子汤**。

人参　焦白术　茯苓　甘草　制半夏　陈皮

胸痹。

瓜蒌子　薤白头　姜制半夏　白茯苓　化橘红　淡姜渣

胁　痛

左胁痛，脉弦涩，是肝络气闭。

生香附　老苏梗　青皮　白芍　宣木瓜　炙甘草

左胁痛，畏寒，肝火之郁。

甜杏仁　老苏梗　川贝母　茯苓　炙草　杭白芍

右胁痛，脉弦劲，肝肺之积。

苦杏仁　炒枳实　茯苓　陈皮　淡姜渣　杭白芍　炙甘草

肝气挟饮，左胁下痛。

焦白术　茯苓　制半夏　橘红　炙甘草　炒归身　大白芍

右胁痛，上连肩腋，逐痰利气，皆不得效，拟从肺治。

旋覆花　川贝母　苡仁　生甘草　桔梗　茯苓　橘红　左牡蛎

脉右弦劲而长左弦虚，肝阴不足，厥气不宁，胸胁痛胀，恐其吐瘀。

大生地　茯神　麦冬　粉丹皮　杭白芍　炙甘草　参三七汁

腹　痛

肝脾为病，当脐作痛。

酒炒黄芩　白芍　炙草　茯苓　陈皮　山查炭

腹痛绕脐，髫龄，恐呕逆发厥。

小川黄连　川椒　安吉乌梅　山查炭　麦芽　陈皮　炙甘草　鸡膍胵

右关脉弦数，肝气上凌脾胃，胃脘及当脐皆痛，䐜胀妨食。

大白芍　炙甘草　小茴香　橘核　乌梅炭

脉细弦，肝气不宁，脐左频痛。

白芍　炙甘草　归身　生香附　川楝炭　小茴香　橘核　沉香汁

肝脾肾三阴为病，中下焦不耐寒湿，环脐痛，腹中少腹易于胀满。

生香附　茯苓　官桂　广木香　小茴香　大白芍　橘红　食盐

气从少腹上冲至脐上而痛，脉沉小而数，是肝肾为病，拟用温通。

肉桂心　白芍　川楝子炭　小茴香　胡卢巴　茯苓　左牡蛎

色黄脉弦，肝脾为病，木郁土中，乃为腹痛。

焦白术　茯神　枣仁　远志炭　广木香　杭白芍　炙甘草　当归身　龙眼肉　柴胡

脐上结块高起而痛，恐成痈疡。

制大黄　牡丹皮　苡仁　京赤芍　牛膝　茯苓　细木通　花头蜇　大荸荠（二味名雪羹）

腰　痛

脉濡弱，肾虚挟湿，腰膂痛。

甘姜苓术汤。

脉软舌白，痰饮为患，阳气不通，腰易闪挫，用肾着病例，**甘姜苓术汤**。

腰右旁尻上痛，脉细数，虽由跌仆而始，究因阴虚而发。

大生地　归身　川杜仲　川续断　木瓜　金毛狗脊　自然铜

肾腧痛，温补而愈。痛移股髀，足太阳有湿也，拟用**茯苓防己汤**加味。

白茯苓　川桂枝　汉防己　淡附子　生於术　苡仁　广皮

腿　痛

腿痛，防生附骨阴疽，勿轻视之。

嫩黄芪　炒归身　生杜仲　川续断　淮牛膝　新会皮

左环跳痛甚已久，恐成附骨阴疽，拟**活络丹**。

川乌　草乌　陈胆星　地龙　乳香　没药

疝

控睾丸肿而痛，脉数大，虽系疝症，恐其成疡。

川萆薢　茯苓　川楝炭　荔枝核　橘核　宣木瓜　青盐

外用葱白、苏梗、小茴香、红花、艾绒煎浓汁，用新布绞，乘热熨痛处。

㿗疝。

川萆薢　茯苓　生香附　金铃子　橘核　山查核　小茴香

脉濡数，面色红润，舌白，湿热下注成疝，少腹胸脘皆有滞气，宜以辛淡泄邪。

川萆薢　制半夏　茯苓　生香附　橘核　小茴香　胡卢巴

湿热成疝，色黄脉软。

川萆薢　久蒸於术　茯苓　橘核　白芍　小茴香　炙甘草　荔枝核

㿗疝。

官桂　山查核　小茴香　橘核　茯苓　胡卢巴　炒归身　宣木瓜

肝气成疝，少腹结块，脉弦虚。

官桂　小茴香　橘核　荔枝核　当归身　白芍　茯苓

湿热下注，睾丸偏大不痛，谓之木肾，不能全愈。

官桂　生香附　小茴香　山查核　茯苓　荔枝核　归身　杭白芍　食盐

痛从脐下右旁上冲至胁，肠鸣，此七疝之类。

香附子　青皮　小茴香　归身　生白芍　柏子仁　茯苓　食盐

㿗疝。

鹿角霜　川萆薢　茯苓　小茴香　橘核　荔枝核　胡卢巴　食盐

肝气上升至胞则痛，下行至肾囊则安，究是冲疝之类。

石决明　橘叶　老山沉香　归身　白芍　茯苓

冲疝，气上痞塞，恐其发厥。

炒松熟地　肉桂心　茯苓　归身　白芍　老山沉香　左牡蛎

肾虚㿗疝。

炒熟地　紫衣胡桃　小茴香　补骨脂　胡卢巴　生白芍　茯苓

麻　痹

气血不足，面黄脉软，胸胁胀，四肢麻，痰亦有之。

制首乌　归身　姜半夏　橘红　茯苓　久蒸於术　嫩桑枝

痰阻经隧，乃为麻痹。

制首乌　归身　久蒸於术　制半夏　茯苓　橘红　川续断　嫩桑枝

左臂及食指麻，是痰阻经脉之故，但脉迟缓，渐有歇止之状，恐阳气不足，成偏风耳。

制首乌　黄芪　当归身　制半夏　茯苓　橘红　白蒺藜　嫩桑枝

右寸脉滑，左关尺沉细，中气不足，内积痰饮，而年近五旬，冲脉血弱，所以麻痹。

绵黄芪　久蒸於术　川附子　制半夏　茯苓　女贞子　橘红　归身　枸杞子　川杜仲　左牡蛎　嫩桑枝

麻痹血虚，风湿相抟也，久能令人偏枯痿躄。

黄芪　蒸於术　制半夏　橘红　茯神　枣仁　远志炭　当归身

血虚，右手足麻痹，脉沉。

制首乌　生黄芪　归身　枸杞子　杜仲　淮牛膝　茯苓　嫩桑枝

痹

行痹。

川桂枝　西秦艽　牛膝　川续断　姜黄　海桐皮　细生地　归身　嫩桑枝

行痹。

大生地　归身　肥玉竹　川杜仲　川断　川牛膝　茯苓　嫩桑枝

阴虚，右足痹痛，左三部脉虚。

川萆薢　苡仁　茯苓　川黄柏　川杜仲　川牛膝　独活

病后阳明虚，不能束筋骨利关节，足膝痹痛。

焦白术　茯苓　川萆薢　薏苡仁　杜仲　虎胫骨　木瓜

肾真不足，湿注于下，左足痹。

川萆薢　苡仁　茯苓　川杜仲　怀牛膝　虎胫骨　肉苁蓉　橘红

阴虚，筋脉痹痛，**虎潜丸**。

大熟地　黄柏　锁阳　当归　芍药　陈皮　龟板　知母　虎骨　川牛膝

煮羯羊肉，杵为丸。

肝肾不足，痹厥从足上至胸背，宜补其本，**虎潜丸**。

阴虚火升，咽痛项疬，足膝痹痛，**虎潜丸**。

咽痛，右足痛痹，上及环跳，下至涌泉，皆肾脉也，得之阴虚，火不宁静。

炒熟地　麦冬　龟腹板　归身　粉丹皮　穞豆衣　杜仲

气血不能周于四末，酸疼未已。

制首乌　生黄芪　归身　川杜仲　川断　宣木瓜　茯苓　橘红　嫩桑枝

鹤膝风

右膝肿大，是鹤膝风证，为本元不足，虚损病也。

黄芪　大熟地　归身　枸杞子　淡苁蓉　川杜仲　川牛膝　新会皮　生羊肾

脚　　气

脚气。

川萆薢　薏苡仁　茯苓　槟榔　紫苏　宣木瓜　川独活

痿　　躄

童年足软步艰，恐成虚损。

川杜仲　川续断　苡仁　川牛膝　木瓜　炒归身

肝阴不足，左足屈而不伸，膝肿胫细，久恐成痿。

大熟地　枸杞子　川牛膝　木瓜　杜仲　淡苁蓉　川附子　虎胫骨

右寸关脉弦大，痰流经隧，气血凝注，四肢麻痹，久成痿躄。

制首乌　黄芪　归身　茯苓　橘红　威灵仙　小胡麻　嫩桑枝

蛔　厥

呕蛔，是厥阴病。

川椒　乌梅　黄连　制半夏　茯苓　橘红

春温蛔厥。

川椒　乌梅　江枳实　上川朴　紫苏梗　香附子　茯苓

经漏崩带

童年白带，小溲淋痛，阴虚生热。

细生地　黄柏　丹皮　黑山枝　车前子　甘草梢

年十五，脉数而浮，中焦有痰湿，妨碍经脉，天癸四月不至，腹硬不痛，脅闷食减，拟化痰利气。

制香附　丹参　桃仁　制半夏　乌贼骨　海浮石　橘红　茯苓

冲脉有寒，经闭半年不至，**四制香附丸**。

制香附　熟地　川芎　白术　川黄柏　甘草　当归　大白芍　泽兰　陈皮

酒和为丸。

冲血不足，天癸不调，腹痛，**四制香附丸**。

经来腹痛，肝不条达。

四制香附丸。

经阻五六十日，症如恶阻，但阴脉未搏耳。

大生地　当归身　杭白芍　丹皮　茯苓　陈皮　砂仁末

脉细而虚，无搏滑之象，经阻虽已两月，娠尚未的。向有肝气，如痞在胃脘，呕恶痛胀，宜以辛通治肝。

大生地　当归身　杭白芍　半夏曲　茯苓　陈皮　生香附　砂仁末

肝阴不足，天癸不调，脉虚而数，拟补奇经。

大生地　归身　白芍　茯苓　酸枣仁　广陈皮　阿胶　制香附

寒热咳嗽，腹痛，天癸不调，恐成虚劳。

泽兰　归身　白芍　丹参　麦冬　川贝母　茯苓　橘红

久咳，天癸不行，脉虚细，此干血痨症，何胎气之有？

大生地　北沙参　川贝母　白云茯苓　橘红　清阿胶　粉丹皮　穞豆衣

天癸半年不至，干咳失音，此是虚劳，恐非娠象。

熟地炭　北沙参　川贝母　归身　丹参　乌贼骨　川石斛

肝气成瘕，从少腹起上升胃脘，气血闭滞，天癸不通，脉无滑搏流利之象，娠兆未的。

生香附　杭白芍　当归身　广皮　丹参　乌贼骨　大生地　川杜仲

病后食入腹胀，气上冲胸，不能偃卧，经行腹痛，肝气病也。

江枳实　生香附　陈皮　青皮　当归身　大白芍　乌贼骨　丹参

奇经病，天癸不调，带下腹痛，腰脊酸疼。

大熟地　归身　杭白芍　大丹参　杜仲　制半夏　乌贼骨　金毛狗脊　湘莲肉

肝木之菀，少腹结成，动气经漏，不按期而下血。

制香附　海螵蛸　茯神　枣仁　当归身　大白芍　陈皮

经漏带下，奇经为病。

香附子　阿胶　吴萸　紫石英　乌贼骨　蕲艾　白茯苓

肝脾皆虚，冲血不足，色黄，脉数，天癸先期，腰腿痛酸，饮食减。

四制香附　归身　阿胶　艾叶炭　杜仲　乌贼骨　大生地　丹参

冲脉不足，天癸先期寒热。

香附子　乌贼骨　阿胶　大白芍　丹参　大生地　当归身　陈艾　炙甘草

肝阴内伤，经不调，带下，近更头眩心宕，宜用补摄。

熟地炭　茯神　酸枣仁　左牡蛎　益智仁　湘莲肉　白龙骨

带下，经事不调，奇经为病。

大生地　白薇　丹皮　生香附　大麦冬　湘莲肉　左牡蛎　川杜仲

经漏带下，奇经为病，所谓三十六疾也。素质肝虚，阴血不足，厥阳之火上僭，乃为痰血嘈杂腹胀诸证，脉沉数而虚。

金华香附　乌贼骨　当归身　杭白芍　清阿胶　川杜仲　左牡蛎　白茯苓

肝阴不足，肝气易升，天癸先期，奇经为病。

四制香附　乌贼骨　大生地　川杜仲　金毛狗脊　女贞子　枸杞子　白芍　湘莲肉　左牡蛎　当归身　茯苓

肝阴不足，奇经为病，赤白带下。

大熟地　麦冬　川杜仲　归身　白龙骨　紫石英　茯苓　莲须

久患吐血，咳嗽气促，是虚损之体，近更天癸过期而发崩漏，色瘁脉虚，恐成脱症。

真人参　炒熟地　茯神　酸枣仁　白芍　清阿胶　北五味子　炙甘草　黑壳建莲

气不摄血，崩中带下，**归脾丸**（见痘门）。

天癸当止之年而反腹痛经漏，恐致崩中。

干血虚劳，天癸半年不至，咳嗽溏泄，形肉瘦削，脉数疾，真阴空乏，交夏阳气日盛，何以支撑？

人参　紫河车　北五味　茯神　炒熟地　麦冬　淮山药　湘莲肉

胎　前

经阻四十日，脉来圆匀，颇似娠象。

大生地　归身　白芍　丹参　白茯苓　穞豆衣

左尺脉动，是为娠象，腰痛，溲便不利，阴不足也，虽有癥瘕，不可攻之。

大生地　归身　杭白芍　生香附　茯苓　川萆薢　川杜仲

腰以系胞，胎元虚，胎气下坠，乃为两腰痠痛，半产可虑。

人参　大生地　归身　大白芍　陈艾　阿胶　川杜仲　建莲

蛔厥，又值怀娠之时，恐邪热伤胎半产。

川椒　乌梅肉　黄连　老苏梗　茯苓　制半夏　橘红

产　后

产后肝阴不足。

大生地　丹皮　淮山药　穞豆衣　归身　茯苓　枸杞子

产后天癸不调，奇经为病。

大生地　乌贼骨　茜草　杭白芍　丹参　制香附

产后胃脘痛，是络血不调。

旋覆花　青葱　新绛　香附子　当归身　丹参

产后恶露未清，腹痛。

炒香附子　大白芍　当归身　丹参　枸杞子　川杜仲　川续断

半产后腹痛腹胀，肝脾为病。

生香附　青皮　砂仁壳　乌贼骨　白芍　当归身　茯苓　陈皮

产后咳逆上气，不得卧，腹满足肿，太阳少阴为病，恐其喘脱。
金匮肾气丸。

胎前咳嗽，产后将及半年，咳乃不愈，曾失血，食减痰多，脉虚微，恐是蓐劳。
炒大生地　淮山药　北沙参　川贝母　炒丹皮　茯苓　枸杞子　穞豆衣

蓐劳寒热，咳嗽溏泄。
久蒸於术　北沙参　茯苓　山药　炙草　建莲肉　炒归身

产后两月余，咳嗽火升，不能左侧卧，恶露淋漓不已，此是蓐劳之渐。
熟地炭　当归身　杭白芍　枸杞子　阿胶　白云苓　川杜仲　炙甘草

形羸弱，脉右细数，左虚，半产之后，肝脾内伤，发热溏泄，腰背痛，腹痛且肿，此是蓐劳，交秋恐增重。
人参　久蒸於术　茯苓　枣仁　小草　当归身　白芍　枸杞子　川杜仲　木香

蓐劳，上咳下泻，形削脉弦，不治之症。
炒熟地　北沙参　麦冬　北五味子　建莲肉　淮山药　白茯苓

产后五十余日，恶露下不止，色皖，脉微，恐成蓐劳。

熟地炭　茯神　枸杞子炭　归身炭　干姜炭　炙甘草

幼　科

疳积病，四肢细，将成丁奚[1]。

川黄连　川椒　乌梅炭　杭白芍　炙草　山查炭　川朴　炒麦芽　陈皮　鸡膍胵

黄糖油为丸。

疳积成蛊。

鸡膍胵　厚朴　大腹皮　陈皮　茯苓　六神曲　泽泻

疳积目翳。

草决明　甘草　川朴　山查　陈皮　麦芽　茯苓　鸡内金

疳积目翳。

草决明　谷精草　麦芽　查炭　陈皮　人爪屑　鸡内金　蝉退

疮　疡

诸痛痒疮，皆属于火，脉数大，拟清解化毒。

生黄芪　归身　大生地　槐米　桑枝　金银花　连翘心　甘草

---

① 丁奚：即丁奚疳。《医宗金鉴》：丁奚者，遍身骨露，其状似丁，故名曰丁奚也。

单方四条

一痴狗咬

天南星、青防风等分，为末，每服五钱，开水调服。

一拔疔散（张问涛传）

明矾为末，葱汁拌搽壁上，用时为细末，敷。倘走黄，亦效。

一中砒毒

防风四两，煎浓汁，频饮。

一诸疯疥癣

金钱松根皮，烧酒浸，频敷患处，有效。黄鹤巢说。

鳌尝以南烛子治久痢，辄效。以治饭后瞌睡，亦效。可知止泄除睡，不独枝叶为然也。又尝以治血痢日久症，亦效。此并《本草》所未及者。曾制一方，用南烛子为君，制首乌为臣，谷芽生、焦各半为佐，其使药则随症加用，如久痢加黄连、木香、诃子，久泻加山茱、建莲，除睡加益智、远志，痢血加黄连、槐花、当归、地榆，真是如响斯应。

校后记

《沈芊绿医案》，清·沈金鳌著。沈金鳌（1717~1776年），字芊绿，号汲门、再平、尊生老人，江苏无锡人。早年习儒，经史诗文、医卜星算，皆有涉猎。中年屡试不中，矢志习医，于临证各科均甚精通，又研习《灵》《素》、仲景之学及历代名家，互相参订。勤于著述，先后撰成《脉象统类》《诸脉主病诗》《杂病源流犀烛》等，总其名曰《沈氏尊生书》，内容赅博，论述精辟，颇有影响。事迹散见于《沈氏宗谱》及各书序。《杂病源流犀烛》为《清史稿·艺文志》所载："杂病源流三十卷，沈金鳌撰"。

《沈芊绿医案》内题《沈芊绿先生医案》，据此，该书所载医案或为其弟子所集。该书记载了沈金鳌治疗寒热、风温、瘰疬、痰饮、经漏崩带、胎前、产后、幼科等内科、外科、妇科及儿科验案547则，后附单方4首。本书收载沈氏治疗疾病验案，以内科杂病为主，时病次之，妇科又次之，耳、鼻、咽喉、目又次之，儿科又次之，外科仅1案，既涵盖疑难杂症，又涉及急症热病。治时病医案分为风温、湿温、春温、冬温四类，其中风温20则，湿温18则，春温19则，冬温10则，共67则。通观此67则医案，以辨邪为总纲、透邪为治则，贯穿于诊病与治病的全过程。其治妇科诸疾，多以四制香附丸为主方，随证化裁。

《沈芊绿医案》成书年代不详，未编入《沈氏尊生书》，目前仅存润德堂手抄孤本，藏于江苏省镇江市图书馆，书写俊朗，保存完好。本次校注，以镇江图书馆所藏手抄本为底本，以《沈氏尊生书》为校本。

校注者

2018年12月